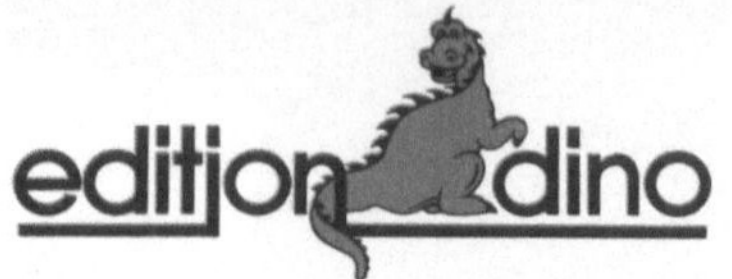

Die edition dino ist eine wissenschaftliche
Buchreihe der Merckle GmbH, Blaubeuren,
die sich mit aktuellen Ergebnissen aus der
Forschung beschäftigt.

Überreicht durch Merckle GmbH
Blaubeuren, 1992

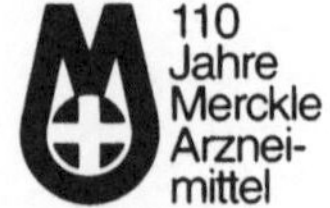

Prof. Dr. med. R. Rost

Bewegungstips bei erhöhten Blutfettwerten

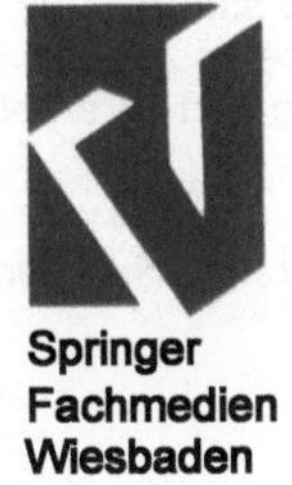

Springer
Fachmedien
Wiesbaden

Die Deutsche Bibliothek - CIP-Einheitsaufnahme

Rost, Richard:
Bewegungstips bei erhöhten Blutfettwerten / Richard Rost. -
Braunschweig; Wiesbaden: Vieweg, 1992

(Edition Dino; 14)
ISBN 978-3-663-05261-6   ISBN 978-3-663-05260-9 (eBook)
DOI 10.1007/978-3-663-05260-9
NE: GT

Herausgeber: Prof. Dr. med. R. Rost

Die Wiedergabe von Gebrauchsnamen, Handelsnamen, Warenbezeichnungen usw. in diesem Buch berechtigt auch ohne besondere Kennzeichnung nicht zu der Annahme, daß solche Namen im Sinne der Warenzeichen- und Warenschutzgesetzgebung als frei zu betrachten wären und daher von jedermann benutzt werden dürfen.

Der Verlag Vieweg ist ein Unternehmen der Verlagsgruppe Bertelsmann International.

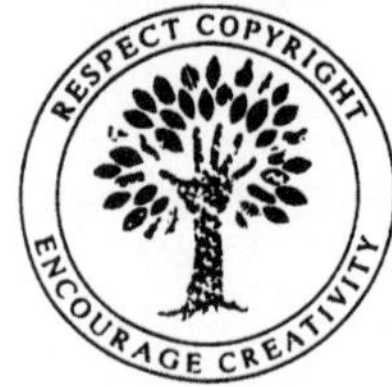

Herstellung: Gütersloher Druckservice GmbH, Gütersloh

ISBN 978-3-663-05261-6

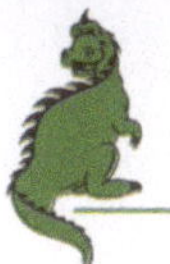

Einleitung

Wozu bedarf es eigentlich einer Informationsschrift für Ärzte über etwas so Selbstverständliches wie Bewegung zur Senkung erhöhter Blutfette?

Das Selbstverständliche ist leider längst nicht so selbstverständlich, wie es scheint. Die zunehmende Zahl der Jogger in deutschen Parks und Wäldern, die überfüllten Tennisplätze und die mehr und mehr in Mode kommenden Fitness-Studios sind zwar Indiz für ein wachsendes Gesundheitsbewußtsein in unserer Bevölkerung, jedoch bisher keineswegs der wünschenswerte Normalfall. Zwar rollt die Fitnesswelle, das Patientengut im ärztlichen Warte- und Sprechzimmer sieht aber meist ganz anders aus. Die meisten Patienten sind oft nur schwer davon zu überzeugen, daß sie sich mehr bewegen sollten.

Aufgrund der Umstrukturierung unserer Bevölkerungspyramide muß der Arzt sich mit immer mehr Kranken auseinandersetzen, aber letztlich mit einer zunehmend eingeschränkten Anzahl von Krankheiten, die sich sehr häufig auf einen gemeinsamen Grundtypus als Folge unserer spezifischen Lebensbedingungen reduziert. Viele Krankheitsbilder, mit denen sich der Arzt in der Allgemein- und/oder internistischen Praxis beschäftigen muß, hängen mit dem Lebensstil zusammen.

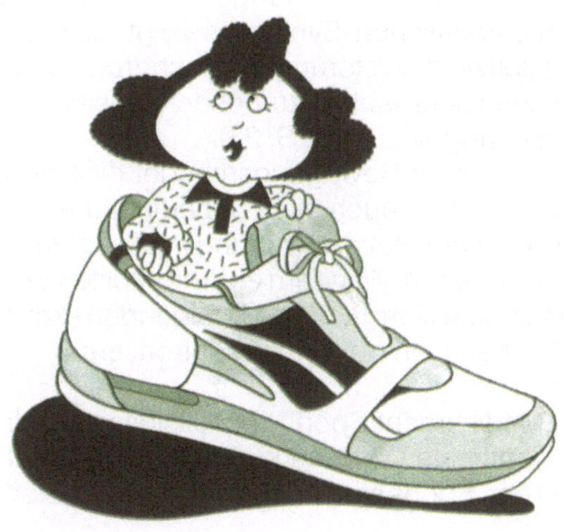

In diesem Zusammenhang wird von Zivilisationskrankheiten gesprochen. Überernährung und durch Technisierung des Alltagslebens verursachter Bewegungsmangel führen zu dem Ergebnis häufiger Kombinationen von Krankheitsbildern wie Hypertonie, Übergewicht, Diabetes und Fettstoffwechselstörungen. Als Folge von Übergewicht und Bewegungsmangel entstehen degenerative Beschwerdebilder im Bewegungsapparat. Für die meisten dieser Patienten liegt die kausale Therapie in einer Normalisierung der Lebensführung im Sinne einer Angleichung an natürlichere Verhaltensweisen, also in einer vernünftigen Ernährung und regelmäßiger körperlicher Aktivität. Dies gilt nicht zuletzt auch in besonderem Maße für die in dieser Broschüre angesprochenen Fettstoffwechselstörungen.

An erster Stelle muß die Erkenntnis des Patienten stehen, daß man Gesundheit nicht auf Kassenrezept abholt, sondern sie aktiv erhalten und erwerben muß. Eine hohe Lebenserwartung macht nur dann Sinn, wenn man sie bei möglichst großer Gesundheit durchlebt. Voraussetzung ist die Kontrolle der Risikofaktoren für das Gefäßsystem, denn der Mensch ist bekanntlich „so alt wie seine Gefäße".

Die vorliegende Broschüre will Ihnen die erforderlichen Hintergrundinformationen und Argumente liefern, Ihren Patienten von der Notwendigkeit zu überzeugen, sich mehr zu bewegen, um Fettstoffwechselstörungen soweit wie möglich auch ohne Medikamente zu kontrollieren, oder den Medikamentenverbrauch, wenn er notwendig wird, so weit als möglich zu reduzieren.

Die neue Betrachtung des Risikofaktorenkonzeptes unter dem Stichwort des metabolischen Syndroms läßt heute Sport und Bewegung in der Behandlung von Fettstoffwechselstörungen als unverzichtbar erscheinen. Der Begriff des metabolischen Syndroms zeigt, daß die Risikofaktoren Übergewicht, Fettstoffwechselstörungen, Hochdruck und Diabetes nicht, wie dies allzu oft geschieht, isoliert zu betrachten sind, sondern in einem inneren Zusammenhang stehen (s. S. 28).

Bei ihrer Entstehung spielt Bewegungsmangel eine wichtige Rolle. Bei ihrem Abbau geht es daher auch nicht unbedingt um Sport, sondern um mehr Bewegung, auch um mehr Bewegung im Alltag, wie Treppensteigen, Radfahren, Spazierengehen, Wandern etc. Dies sollten Sie den „Sportmuffeln" unter Ihren Patienten klarmachen. Mit folgenden Argumenten und Fragen sehen Sie sich häufig in der Praxis konfrontiert:

- Wie wirkt das „Medikament Sport" bei Fettstoffwechselstörungen?
- Welches ist die optimale Dosis an körperlicher Aktivität?
- Welche Formen des Sports sind für Patienten mit Fettstoffwechselstörun-

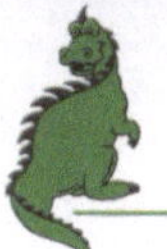

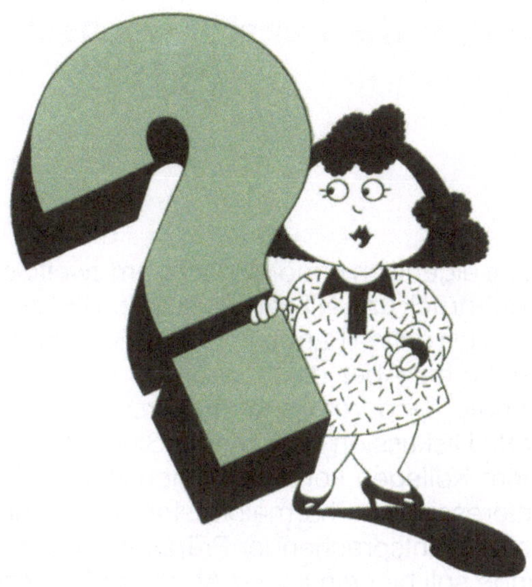

gen in besonderem Maße zu empfehlen, welche sind günstig, welche ungünstig?
- Wie kann das Risiko des Patienten mit erhöhten Blutfetten beim Sport vermindert werden?
- Zu den Allgemeinmaßnahmen gehört keineswegs nur der Sport, sondern insbesondere auch gesunde Ernährung. „Essen und Trimmen, beides muß stimmen". Welche Beziehungen bestehen zwischen körperlicher Aktivität und Ernährung?
- Wenn all diese Allgemeinmaßnahmen nicht ausreichen, so wird eine medikamentöse Behandlung erforderlich. Gibt es Interferenzen zwischen Tabletten und körperlicher Aktivität?

Hinter manchen Antworten zu diesen Fragen werden noch Fragezeichen stehenbleiben. Die bisher vorliegenden Erkenntnisse über die Bedeutung der körperlichen Aktivität für den fettstoffwechselgestörten Patienten sind jedoch so groß, daß wir sicher sind, daß Sie in dieser Broschüre für Ihren Patienten wichtige Hinweise finden. Wir wünschen Ihnen daher für die Lektüre viel Gewinn, vielleicht auch für Sie persönlich. Wann haben Sie zuletzt Ihre Blutfettwerte überprüft?

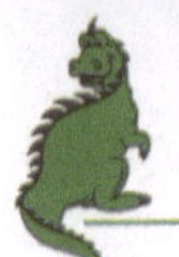

Diese Frage scheint eigentlich unnötig, nachdem zweifelsfrei bewiesen ist, daß neben Bluthochdruck und Nikotinabusus den Fettstoffwechselstörungen die Bedeutung des dritten Partners der „großen Drei" der atherogenen Risikofaktoren zukommt. Aber diese Begründung ist oft dem Patienten gegenüber notwendig, der durch die kontroverse und häufig in den Medien unsachlich geführte Diskussion zum Thema Blutfette verunsichert ist. Und auch bei manchem Kollegen kommt gelegentlich der Verdacht auf, daß von seiten der interessierten Pharmaindustrie eine „Cholesterinhysterie" zur Umsatzsteigerung entsprechender Präparate geschürt wird.

Aus diesem Grunde soll hier ein kurzer Abriß der Cholesterinproblematik anhand epidemiologischer Daten gegeben werden. Sie zeigen eindeutig die Notwendigkeit einer Therapie bei fehlerhaft zusammengesetzten Blutfettwerten. **Dabei ist ganz klar zu unterstreichen, daß eine Behandlung in erster Linie Lebensstiländerung und erst in zweiter Linie eine medikamentöse Behandlung darstellen sollte.**

Die Bedeutung des Fettstoffwechsels für die Atherogenese zeigt ein Blick auf das unterschiedliche Risikoprofil verschiedener Länder (Abb. 1). Die Häufigkeit des Herzinfarkttodes unterscheidet sich zwischen den „Spitzenreitern" und den „Schlußlichtern" in der wichtigsten Gruppe, den Männern im mittleren Lebensalter, um den Faktor 1:20 bis 1:30. Die wichtigste Gruppe ist sie unter anderem deshalb, weil der hier auftretende Infarkt durch vorzeitige Rentenzahlungen die höchsten Kosten bewirkt. Der größte Teil der hohen Gesundheitskosten wird durch diesen Posten bedingt.

Ein Blick auf diese Tabelle wird zunächst manchen der „streßgläubigen" unter Ihren Patienten enttäuschen, nachdem ausgerechnet Japan das Schlußlicht der Infarkthäufigkeit unter den Industrieländern bildet, ein Land, in dem die Arbeitszeit eines Industriearbeiters um 50 % höher liegt als hierzulande und in dem durch enges Zusammenleben ein hohes Maß an sozialem Streß zu finden ist. Trotzdem ist dort die Lebenserwartung unter allen Nationen am höchsten und die Infarktrate extrem niedrig. Diese Tatsache hat zu Spekulationen über mögliche rassisch bedingte Risiko- bzw. Schutzfaktoren geführt. Unterstützt wurde diese Vermutung dadurch, daß lange Zeit der Spitzenreiter in dieser Statistik die Finnen waren, die nicht

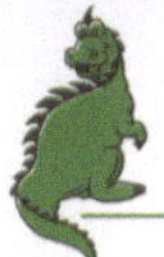

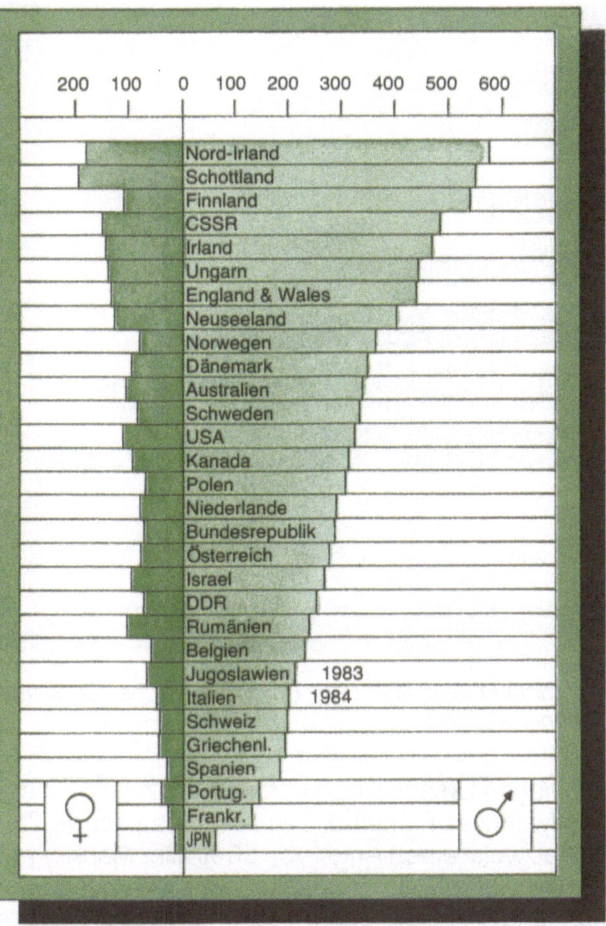

Abb. 1:
Statistik der Herzinfarkthäufigkeit in verschiedenen Ländern. Zahl der Todesfälle pro 100 000 Einwohner bei Menschen in mittlerem Lebensalter.

den europäischen Rassen zuzuordnen sind. Inzwischen wurden jedoch die Finnen von den Schotten und Nordiren überholt, so daß die Ursache dieser „Tabellenführung" nicht in rassischen Eigenschaften zu sehen sein kann, sondern in der gemeinsamen geographischen Lage im hohen Norden, die durch ihre extremen Bedingungen zu extremen Verhaltensweisen führt - fettreiche Ernährung zum Wärmeschutz, Alkohol- und Nikotinabusus zur Überbrückung der langen Winterperioden. Auch zahlreiche Migrantenuntersuchungen an ausgewanderten Japanern haben gezeigt, daß der Schutz verlorengeht, wenn beispielsweise nordamerikanische Lebens- und Ernährungsgewohnheiten übernommen werden.

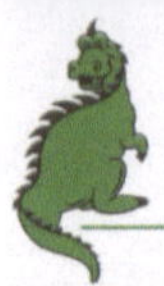

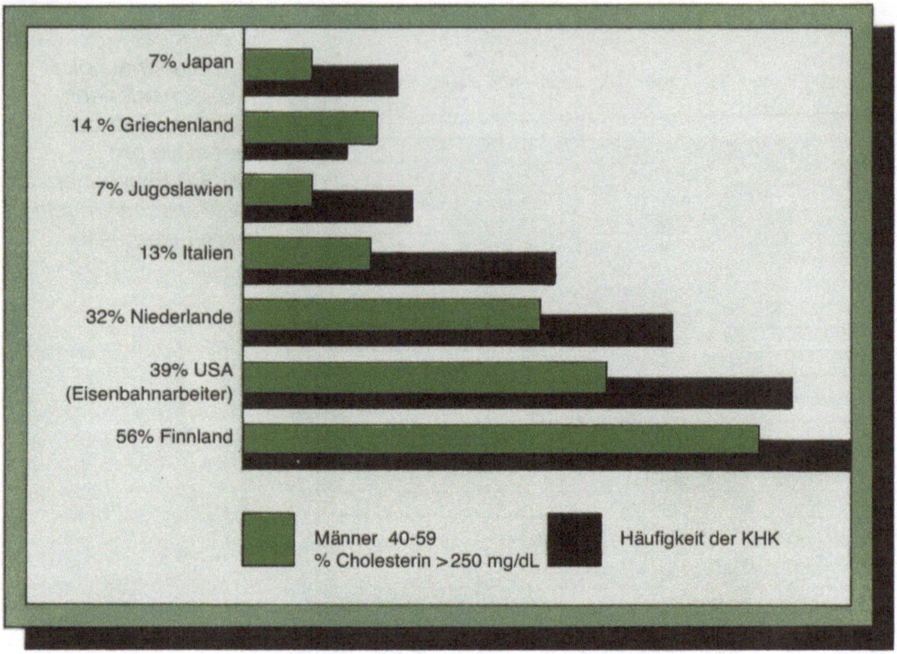

*Abb. 2: Unterschiedliche Herzinfarkthäufigkeit und durchschnittliche Choleste-
rinwerte in verschiedenen Ländern.*

Fragt man nach den eigentlichen Ursachen, so kommt man zwangsläufig
auf Ernährung und Fettstoffwechsel. Finnland, das wie gesagt lange Zeit
den ersten Platz gehalten hat, weist einen Anteil von 56 % aller Männer mit
Cholesterinwerten über 250 mg% auf! Gleichzeitig machen die gesättigten
Fettsäuren 20 % der Gesamtenergiezufuhr aus. In Japan finden sich nur bei
7 % aller Männer Cholesterinwerte von mehr als 250 mg%, entsprechend
niedrig ist die Aufnahme der gesättigten Fettsäuren (Abb. 2).
Ein Blick auf die Abb. 1 zeigt, daß in den Mittelmeerländern die Infarktraten
wesentlich niedriger liegen als in Mittel- und Nordeuropa. Bei der Erklärung
dieser Unterschiede stößt man ebenfalls auf den Faktor Ernährung. In
Japan wird aus der Sicht der Arterioskleroseprävention gewissermaßen
ideal gegessen, sehr viel Reis, also Kohlenhydrate, viel Seefisch (siehe
Eikosapentaensäure) und wenig Fett. In den Mittelmeerländern spielen
Kohlenhydrate gleichfalls eine wichtige Rolle, z.B. Spaghetti und Pasta in
Italien. Als Fett wird vor allem Olivenöl benutzt, das einen hohen Anteil an
ungesättigten Fettsäuren aufweist. Auch den im Olivenöl vorkommenden

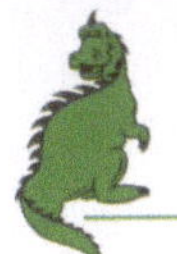

Tab. 1: *Behandlungsziele nach den Empfehlungen der Europäischen Arteriosklerosegesellschaft*

Parameter	Konzentration	
	kein weiterer Risikofaktor	weitere Risikofaktoren
Gesamtcholesterin (mg/dl)	< 200 – 215	< 200
LDL-Cholesterin (mg/dl)	< 155	< 135
HDL-Cholesterin (mg/dl)	> 35	> 35
Triglyzeride (mg/dl)	< 200	< 200

einfach ungesättigten Fettsäuren wird inzwischen eine protektive Bedeutung zugemessen. Der Mechanismus wird darin gesehen, daß gesättigte Fettsäuren die LDL-Rezeptoren in der Leber „herunter-", die ungesättigten Fettsäuren sie „heraufregeln".

Somit ist es vernünftig, niedrigere Fettwerte anzustreben. Die Tab. 1 zeigt die heute von der Europäischen Arteriosklerosegesellschaft empfohlenen Grenzwerte. Bei Betrachtung dieser Grenzwerte sind zwei Drittel unserer erwachsenen Bevölkerung mit dem Risikofaktor Fettstoffwechselstörung behaftet. Die Empfehlung der Ernährungsumstellung allein führt unter unseren Bedingungen häufig nicht zum gewünschten Erfolg. Es stellt sich daher die Frage, ob und auf welchem Wege das „Medikament" Bewegung bei Fettstoffwechselstörungen wirksam werden kann. Um dies zu verstehen, ist es jedoch erforderlich, neuere Aspekte der Zusammensetzung der Lipoproteine zu kennen.

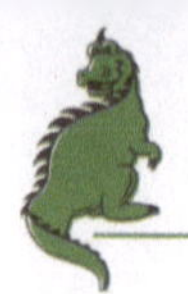

Zusammensetzung der Lipoproteine

Die Untersuchungen über die Auswirkungen von Bewegung, Training und Sport auf die Lipoproteine waren in ihren Ergebnissen in den 60er und 70er Jahren enttäuschend. Am Cholesterinwert fanden sich keine wesentlichen Änderungen, die Triglyzeride, denen jedoch kein größerer atherogener Stellenwert zugebilligt wurde, wurden in ihrer Konzentration gesenkt. Wir wissen heute, daß sich der „Monolith" Lipoproteine in zahlreiche Unterfraktionen mit teilweise gegensätzlichen Auswirkungen der Einzelfraktionen auf die Atherogenese verteilt. Insofern ist eine globale Betrachtung der Blutfette oft irreführend. Dies muß berücksichtigt werden, wenn immer wieder Patienten mit hohen Cholesterinwerten keine wesentlichen Gefäßveränderungen aufweisen. Einem Wert von 300 mg% ist beispielsweise ein wesentlich höherer atherogener Stellenwert zuzuordnen, wenn der HDL-Wert bei 35 mg% liegt, als bei einem HDL-Wert von 60 mg%!

Unter **Lipoproteinen** versteht man die Transportform für endogen produzierte bzw. exogen zugeführte Lipide. Sie enthalten Cholesterin, Triglyzeride, Phospholipide und Eiweiße. Die Eiweißbindung ist erforderlich, um die Fette wasserlöslich und damit transportfähig zu machen. Aufgrund ihres spezifischen Gewichtes werden die Lipoproteine in vier Klassen unterteilt, und zwar in Chylomikronen, Very Low Density Lipoproteine (VLDL), Low Density Lipoproteine (LDL) und High Density Lipoproteine (HDL) (Abb. 3). Diese Einteilung ist so wichtig geworden, da das antiatherogene HDL-Cholesterin (vom Patienten inzwischen als „das gute Cholesterin" bezeichnet) durch körperliche Aktivität in seiner Konzentration erhöht wird und damit wesentlich zur Begründung der positiven Auswirkung von Bewegung und Sport beiträgt.

Inzwischen wird HDL in HDL_2 und das dichtere HDL_3, LDL in mindestens drei Klassen (kleine LDL-Moleküle, große LDL-Moleküle und IDL (Lipoproteine intermediärer Dichte)) unterteilt.

Den Lipoproteinen werden 16 verschiedene Eiweißkomponenten, sog. Apolipoproteine, zugeordnet. Im einzelnen finden sich diese in der Tab. 2. Die Apolipoproteine stabilisieren das Lipoproteinmolekül. Sie dienen als Erkennungsmerkmal für Membranrezeptoren und teilweise auch als

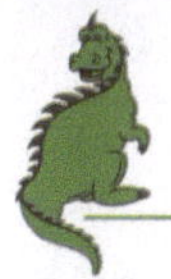

Lipoproteine	Chylomikronen	VLDL	LDL	HDL
Spez.Gew.g/ml	0,9 -	1,006 -	1,063 -	1,21
Eiweiß ○	2%	7%	21%	47%
Cholesterin ●	7%	20%	47%	18%
Triglyzeride ●	85%	55%	9%	7%
Phospholipide ○	6%	18%	23%	28%

Abb. 3: Zusammensetzung und spezifisches Gewicht der Lipoproteine.

Tab. 2: Verschiedene Bestandteile der Lipoproteine

Lipoproteine
Cholesterin – Triglyzeride – Phospholipide – Eiweiße

HDL: **H**igh **D**ensity **L**ipoprotein
HDL_2, HDL_3

LDL: Small LDL, Large LDL, IDL (Intermediate DL)

VLDL

Chylomikronen

Apolipoproteine A (A I, II, IV), B ($B_{48, 100}$), C (C I, II, III), D, E

Enzyme: LDL (Lipoproteinlipase)
HDL (Hepatische Lipase)
LCAT (Lecithin-Cholesterin-Acyl-Transferase)

Coenzym für verschiedene Enzyme, wie die Lipoproteinlipase (LPL) und die Lecithin-Cholesterin-Acyl-Transferase (LCAT). Besonders die letztere ist für den Aufbau des HDL- Moleküls, speziell für die Umwandlung von HDL_2 in HDL_3, verantwortlich und wird in ihrer Konzentration durch Sport (s. S. 22) erhöht.

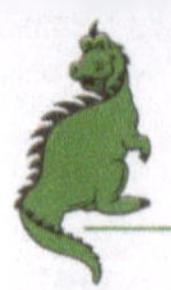

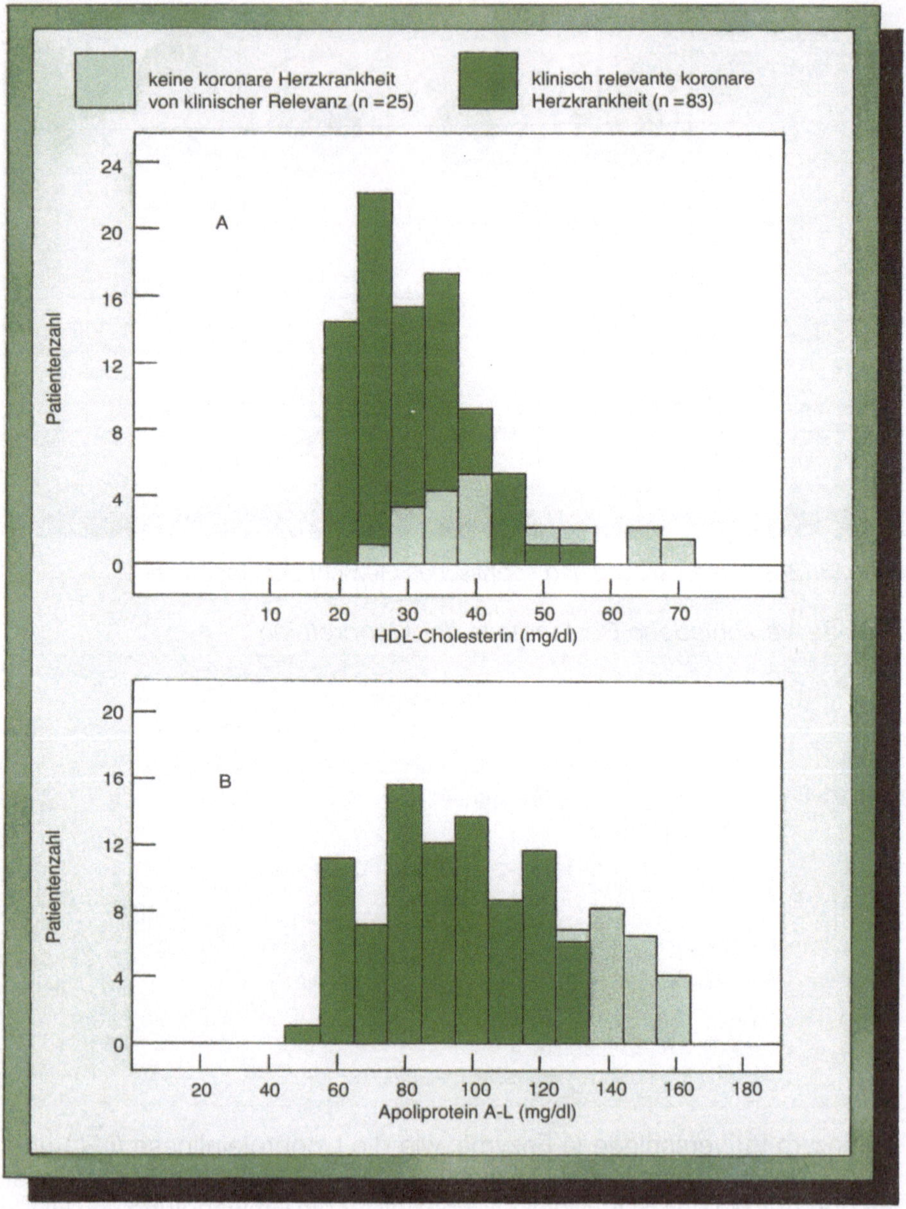

Abb. 4: Zusammenhang zwischen HDL bzw. Apolipoprotein A und der Herzinfarkthäufigkeit.

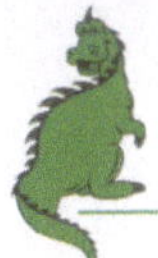

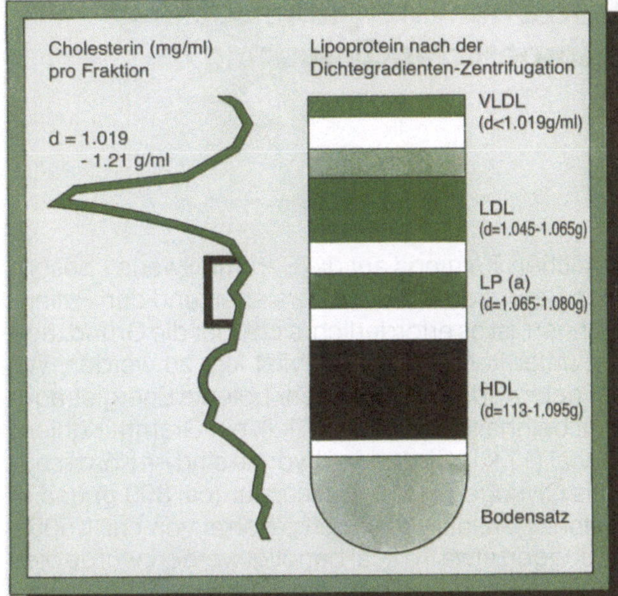

Abb. 5:
Elektrophorese zum Nachweis des Lipoprotein (a).

Die Apolipoproteine sind auch für die Feststellung des koronaren Risikos bedeutsam. So weisen Personen mit einem hohen Anteil an Apolipoprotein A, dem Trägereiweiß des HDL, ein geringes koronares Risiko auf. Der Zusammenhang mit dem koronaren Risiko ist hier deutlich enger als für die HDL-Konzentration (Abb. 4).

Neben dieser allgemeinen Unterteilung existieren weitere spezifische Lipoproteine. Von besonderem Interesse ist das sog. **Lipoprotein(a)** (LP(a)) (Abb. 5). Hierbei handelt es sich um eine eigene Komponente, die in ihrer Dichte zwischen LDL und HDL liegt. Aufgebaut ist es aus einer LDL- und einer plasminogenartigen Komponente, ein Glykoproteid. (a) steht dabei für ein Apolipoprotein. Hohe LP(a)-Werte gelten als eigenständiger Risikofaktor. **Ein Wert von mehr als 30 mg% verdreifacht das Infarktrisiko. Liegt gleichzeitig ein erhöhter LDL-Wert vor, so versechsfacht sich dieses Risiko.** Durch die Analogie zum Plasminogen, also dem Enzym, das die Fibrinolyse aktiviert, wird LP(a) als Bindeglied gesehen, das die interessanten Beziehungen zwischen den Serumfetten und der Blutgerinnung herstellt. Diese Beziehungen sind gleichfalls für den Sport von Bedeutung, da eine erhöhte Blutgerinnbarkeit unter Belastung das Risiko plötzlicher koronarer Todesfälle steigert (s. S. 33).

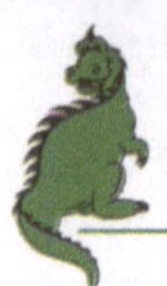

Die Grundsätze der Energiefreisetzung unter körperlicher Belastung

Um die Effekte des körperlichen Trainings auf die Serumfettwerte - besonders auch auf die erhöhten Serumfettwerte - zu verstehen und den Patienten adäquat beraten zu können, ist es erforderlich, sich über die Grundzüge der Energiebereitstellung unter körperlicher Aktivität klar zu werden. Wir alle haben zum Physikum gelernt, daß die Fette sehr potente Energieträger darstellen. Ein Gramm Fett beinhaltet 9,2 kcal (37 kJ), ein Gramm Kohlenhydrate dagegen nur 4,2 kcal (17 kJ). Die Kohlenhydrate sind im Körper nur in beschränkter Menge als Glykogen in der Muskulatur (ca. 300 g) und in der Leber (ca. 100 g) gespeichert, also ein Energievorrat von ca. 1 500 - 1 600 kcal. Da pro Minute Joggen etwa 10 kcal benötigt werden, würde dies unter der niemals realisierten Möglichkeit des Verbrauchs aller Kohlenhydrate eine maximale Laufzeit von ca. 2 ½ Stunden bedeuten. De facto kann man mit seinen Kohlenhydraten allein höchstens 1 - 1 ½ Stunden laufen. Übergewichtige weisen dagegen einen prozentualen Körperfettanteil von 20 - 30 %, also 20 - 30 kg Fettspeicher auf. 20 kg Fett bedeuten 180 000 kcal. Hiermit müßte man ununterbrochen 300 Stunden oder ca. 3 000 km laufen können! Wie kommt es dann, daß die Sieger im Marathonlauf alle schlank sind und der übergewichtige Patient im Extremfall kaum einen Spaziergang von 5 km ohne Atemnot absolvieren kann?
Das Rätsel löst sich durch den alten Lehrsatz, daß die **Fette im Feuer der Kohlenhydrate verbrennen.** Fette sind zwar ein sehr energiereicher, aber gewissermaßen „schlecht brennbarer" Energieträger. Sie verbrennen nur in Anwesenheit eines „Kohlenhydratfeuers" (Abb. 6). Die Kohlenhydrate werden zunächst durch die anaerobe Glykolyse bis zum Pyruvat aufgespalten. Das Pyruvat wird dann unter Abspaltung eines CO_2 in Acetyl-CoA umgewandelt und in den Zitronensäurezyklus eingeschleust. An dieser Stelle werden gewissermaßen über einen Nebenschluß die Fette zugeführt, die sog. Beta-Oxidation. Wenn keine Kohlenhydratverbrennung vorliegt, können auch die Fette nicht mehr verbrannt werden. Aus den Bruchstücken der freien Fettsäuren entstehen dann Ketokörper wie Aceton.
Die Fettverbrennung, also die Beta-Oxidation, will „gelernt" sein. Unter Lernen ist dabei kein psychologischer Vorgang zu verstehen, sondern die Ent-

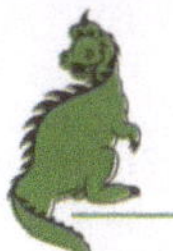

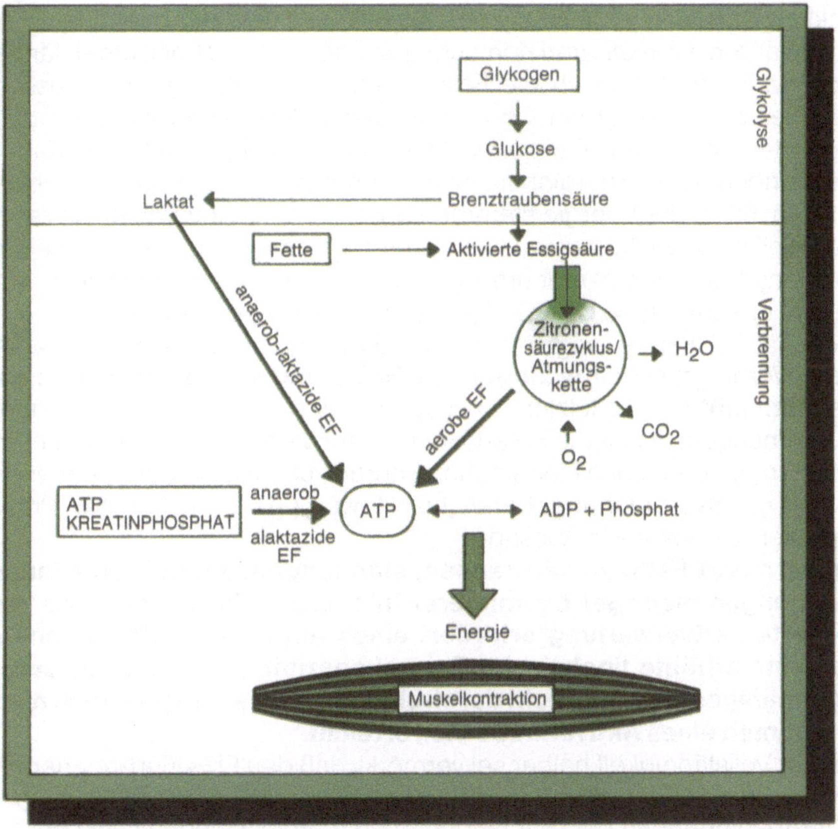

Abb. 6: Biochemische Grundprozesse bei den verschiedenen Formen der Energiefreisetzung (EF) zur Muskelkontraktion. Sämtliche Energie entstammt der Aufspaltung von ATP zu ADP und Phosphat. Ist das vorhandene ATP erschöpft, so kann es anaerob-laktazid durch die Aufspaltung von Kreatinphosphat resynthetisiert werden. Die hieraus gewonnene Energie reicht nur für fünf bis acht Sekunden. Ist eine Belastung über längere Zeit erforderlich, so wird aerob durch Verbrennung von Fetten und Kohlenhydraten (Glykogen, Glukose) sehr viel Energie gewonnen, die zu einer Resynthese des ATP benutzt wird. Unter besonderen Bedingungen (sehr hohe Belastungen, statische Arbeit) ist eine Verbrennung nicht ausreichend möglich. In diesem Fall kann anaerob-laktazide Energie zur Resynthese des ATP durch die Aufspaltung des Glykogens bzw. der Glukose (Glykolyse) gewonnen werden. Das Endprodukt dieser Aufspaltung stellt das Laktat dar. Die Fette werden gewissermaßen über einen Nebenschluß (Beta-Oxidation) in die Kohlenhydratverbrennung eingeschleust (nach [16]).

wicklung entsprechender Enzyme. Je mehr Fette verbrannt werden, um so mehr werden die kostbaren Kohlenhydratreserven geschont, um so länger kann damit letztlich auch die Fettverbrennung stattfinden. Die bessere Fähigkeit zur Fettverbrennung ist einer der Unterschiede zwischen dem Trainierten und dem Untrainierten. Der Untrainierte kann unter Ausdauerbelastungen seine Energiebereitstellung nur beschränkt aus den Fetten ableiten. 60 % der Energie stammen aus den Kohlenhydraten, die rasch erschöpft sind. Der trainierte Muskel „lernt" es gewissermaßen, mit seinen Kohlenhydraten sparsamer umzugehen und mehr und mehr Fette zu verwerten, er kann bis zu 60 % seiner Energie aus Fetten bereitstellen.

Grundsätzlich kann gesagt werden, daß die Fettverbrennung um so stärker in den Vordergrund tritt, **je länger eine Belastung dauert und je geringer die Intensität ist.** Die letztere Aussage ergibt sich aus den nur geringen Enzymmengen, die für die Beta-Oxidation zur Verfügung stehen. Intensive Belastungen benötigen einen hohen Energiefluß pro Zeit, der nur über die Kohlenhydratverbrennung bereitgestellt werden kann. Für die Praxis bedeutet dies folgende Aussage:

Um vermehrt Fette zu verbrennen, sind langandauernde Ausdauerbelastungen niedriger bis mittlerer Intensität erforderlich. Eine verbesserte Fettverwertung erfordert einen angepaßten Stoffwechsel, also eine erhöhte lipolytische Enzymkapazität. Dies wird nur durch regelmäßiges Training, nicht durch einmalige Belastungen, auch nicht im Rahmen eines Aktivurlaubs etc., erreicht.

Nur der Vollständigkeit halber sei vermerkt, daß den Eiweißen im Energiestoffwechsel keine größere Bedeutung zukommt. Sie werden nur unter Extrembedingungen bei sehr langen Ausdauerbelastungen (etwa bei der Tour de France) in nennenswertem Maße angegriffen. Dies kann dann zu einem unerwünschten katabolen Effekt mit Abbau von Muskeleiweißen und möglicherweise auch von Immuneiweißen führen. Es besteht dann die Gefahr eines vermehrten Auftretens von Infekten. Für die Bedingungen der Bewegungstherapie fettstoffwechselgestörter Patienten hat dieser Aspekt - im Gegensatz zum Hochleistungssport - keine praktische Bedeutung.

Die Kenntnis des Zusammenspiels von Kohlenhydraten und Fetten bei der Verbrennung ermöglicht auch die Beantwortung von Fragen, die der Patient gelegentlich stellt, z. B.: Kann die Leistungsfähigkeit durch **Zufuhr von Traubenzucker** oder anderen Kohlenhydraten in Form von Getränken etc. verbessert werden? Hierzu ist zu sagen, im Prinzip ja, die aufnehmbare Menge ist jedoch verhältnismäßig gering, eingeschränkt durch die maximale Resorptionsfähigkeit für Glukose im Darm. Bei Langzeitbelastungen kommt hinzu, daß die aufgenommenen Kohlenhydrate die Fettverwertung

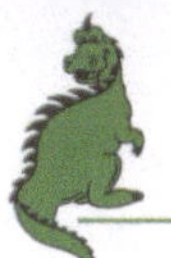

hemmen. Weiterhin kann es durch die vorübergehenden Blutzuckerspitzen zu reaktiven Hypoglykämien kommen. Konzentrierte Traubenzuckerlösungen behindern darüber hinaus den Flüssigkeitstransport aus dem Magen in den Darm. Aus diesem Grund ist es günstiger, die Zufuhr von Oligosacchariden in Getränken zu empfehlen (entsprechende Präparate werden in Reformhäusern angeboten).

Das Zusammenspiel von Kohlenhydraten und Fetten hat auch etwas mit dem **toten Punkt** zu tun. Jeder Läufer kennt das Gefühl einer Erschöpfung nach 45 Minuten bis einer Stunde. Die Glykogendepots in der spezifischen Arbeitsmuskulatur sind dann zu weit entleert. Fette können ohne Kohlenhydrate, wie geschildert, nicht mehr weiter verbrannt werden. Ein Ausweg besteht in der Resynthese von Glukose aus Spaltprodukten wie Laktat, Glyzerin und bis zu einem gewissen Grad auch Aminosäuren (Neoglukogenese) in der Leber. Dieser Vorgang ist jedoch nur langsam möglich. Mit Hilfe der dadurch hergestellten Glukose und der damit wieder beschränkt möglichen Fettverbrennung kann die Belastung fortgeführt werden, aber mit niedrigerer Intensität.

Neben der bisher besprochenen Energiefreisetzung durch Verbrennung **(aerobe Energiefreisetzung)** von Fetten und Kohlenhydraten hat der Organismus auch die Möglichkeit, Energie ohne Sauerstoff bereitzustellen **(anaerobe Energiefreisetzung),** wenn eine Verbrennung nicht möglich ist oder nicht genügend Energie pro Zeit durch Verbrennung zur Verfügung steht (Abb. 6). Diese Form der Energiefreisetzung soll hier kurz abgehandelt werden, da ihre Kenntnis für die Empfehlung der optimalen Durchführung von Sport gerade auch für Ihren Patienten mit Fettstoffwechselstörungen bedeutsam ist. Gemeint ist insbesondere die anaerobe Energiefreisetzung durch Aufspaltung der Glukose zu Laktat **(anaerobe laktazide Energiefreisetzung).** Daneben gibt es noch eine zweite Form der anaeroben Energiefreisetzung ohne Milchsäurebildung **(alaktazide Energiefreisetzung).** Hierunter versteht man die Nutzung der direkt im Muskel gespeicherten chemischen Energie in Form energiereicher Phosphate, die als ATP bzw. Kreatinphosphat zur Verfügung stehen.

Die in Form von energiereichen Phosphaten vorhandene Energiemenge ist zwar nur gering, sie reicht maximal für 5 - 10 Sekunden aus. Trotzdem spielt sie im Sport bei allen Belastungsformen, die kürzer als 5 - 10 Sekunden durchgeführt werden, eine wichtige Rolle. Dies sind alle Würfe (Diskus-, Speer-, Hammerwurf, Kugelstoß) sowie alle Sprünge (Hochsprung, Weitsprung, Dreisprung). Auch in länger ausgeführten Sportarten kann die alaktazide Energiebereitstellung die entscheidende Quelle sein, wenn jeweils sehr kurze Belastungsphasen durchgeführt werden, wie beispielsweise beim Volleyball oder Tennis. Die während der Belastungsphase alaktazid verbrauchte Energie wird in der Erholungsphase durch Verbrennung ersetzt.

Besonders wichtig für die optimale Durchführung des Sports aus der Sicht von Stoffwechselstörungen ist jedoch die Kenntnis der **laktaziden Energiebereitstellung.** Die Milchsäurebildung ist im Prinzip für den Muskel unökonomisch. Bei der Aufspaltung eines Moleküls Glukose wird Energie „im Werte" von nur zwei ATP frei, d.h. es können nur zwei ATP-Moleküle resynthetisiert werden. Bei der Verbrennung liegt diese Zahl mit 36 ATP fast um den Faktor 20 höher. Hinzu kommt, daß bei der Verbrennung der ungünstige Metabolit Milchsäure, also eine Säure, im Gegensatz zur Glykolyse nicht auftritt. Mit ansteigender Wasserstoffionenkonzentration wird letztlich der energieproduzierende Vorgang unterbrochen.

Zu diesem Verfahren wird der Muskel immer nur dann greifen, wenn keine hinreichende Energiebereitstellung durch Verbrennung möglich ist. Dies ist beispielsweise bei sehr intensiven Belastungen der Fall, da die aerob wirksamen Enzyme nicht in ausreichender Menge zur Verfügung stehen, um einen unbeschränkten Energiefluß zu ermöglichen. Sprints, aber auch hochintensive Dauerbelastungen, sind daher stets von ausgeprägter Milchsäurebildung gekennzeichnet. Eine weitere wichtige Belastungsform, bei der die Energiebereitstellung überwiegend anaerob erfolgt, ist die Kraftbelastung. Bei Kraftbelastungen komprimiert die Muskulatur die intramuskulären Gefäße und blockiert damit den Blutstrom und somit auch den Sauerstofftransport. Um weiter Energie freisetzen zu können, muß, wenn die energiereichen Phosphate verbraucht sind, Glukose zu Laktat aufgespalten werden. Da die hierdurch entstehende Übersäuerung den energiebereitstellenden Prozeß unterbricht, können Kraftbelastungen mittlerer bis höherer Intensität nur kurze Zeit durchgehalten werden.

Bei dynamischen Belastungen geringer Intensität wird die Energie zunächst rein durch Verbrennung bereitgestellt. Wenn die Intensität einen gewissen Punkt überschreitet, reichen die aeroben Enzyme des Zitronensäurezyklus und der Atmungskette nicht mehr aus. Die großen Mengen an Pyruvat, die durch die Glykolyse entstehen, stauen sich jetzt gewissermaßen vor dem Eingang in den Zitronensäurezyklus, der bildlich als Flaschenhals bezeichnet wird. Das angefallene Pyruvat wird zunehmend in Laktat überführt (Abb. 7). Dieser Vorgang erklärt, warum ab einer bestimmten Belastungsintensität die Milchsäurekonzentration im Muskel und damit sekundär auch im Blut relativ schlagartig ansteigt. Die aerobe/anaerobe Schwelle ist überschritten.

Die hierdurch zustande kommende Laktatkurve (Abb. 8) ist insofern ganz besonders bedeutsam, als sie heute auch zur Interpretation eines optima-

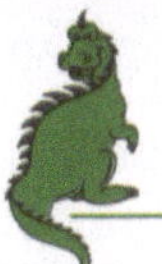

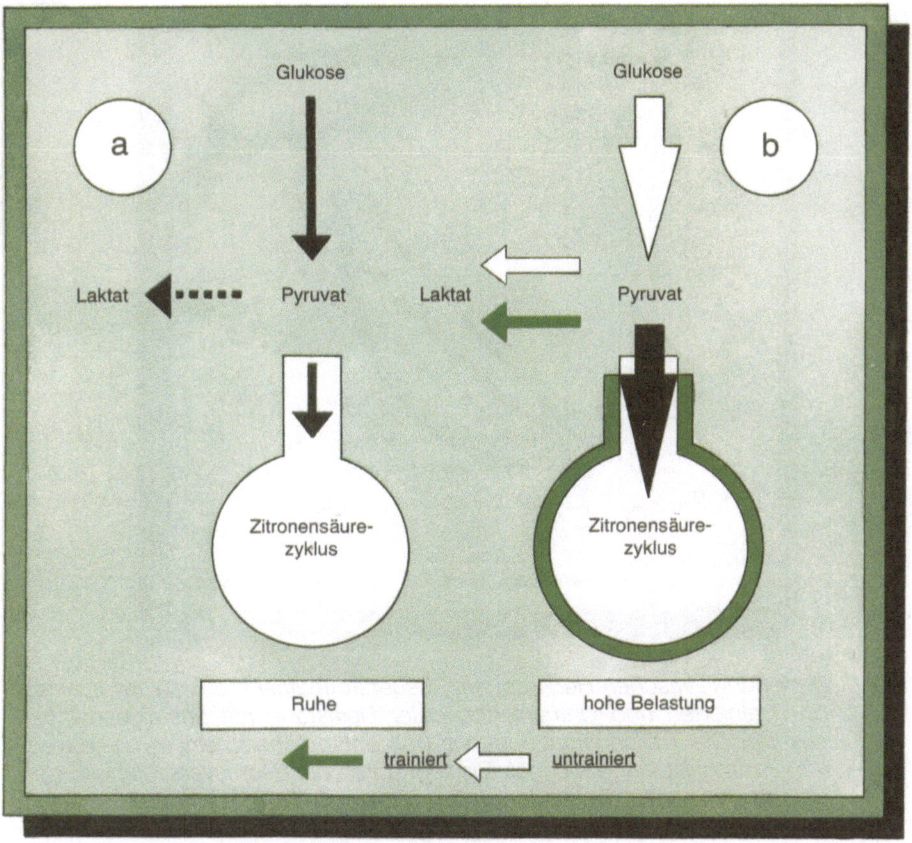

Abb. 7: Der Eintritt in den Zitronensäurezyklus als „Flaschenhals":
a: In Ruhe reicht die Verbrennungskapazität des Zitronensäurezyklus aus, um praktisch alles in der Glykolyse anfallende Pyruvat zu verbrennen. Es wird kaum Laktat gebildet.
b: Bei hoher Belastung fällt so viel Pyruvat an, daß gewissermaßen der „Flaschenhals" für die Einschleusung in den Zitronensäurezyklus zu eng ist, d. h., die verfügbaren aeroben Enzyme reichen nicht aus, um alles Pyruvat zu verbrennen. Dieses wird in zunehmendem Maße in Laktat umgewandelt. Durch Training wird der „Flaschenhals" aufgeweitet. Es sind mehr Enzyme vorhanden, das anfallende Pyruvat wird bei gleicher absoluter Belastung, aber auch bei gleicher prozentualer Belastung bezogen auf die beim Trainierten höhere maximale Leistungsfähigkeit, in geringerem Maße in Laktat umgewandelt.

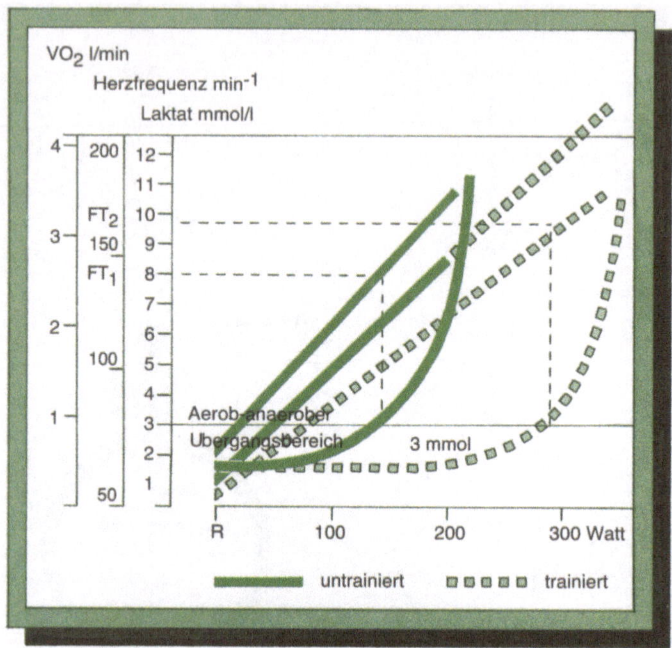

bb. 8: Beziehung zwischen Herzfrequenz, Sauerstoffaufnahme (VO₂) und Laktat bei Trainierten und Untrainierten unter Belastung mit ansteigender Intensität. Die Trainingsherzfrequenz (FT) entsprechend einem Laktatwert von 3 mmol ist eingezeichnet. Sie liegt durch die Rechtsverschiebung der Laktatkurve beim Trainierten (FT₂) höher als beim Untrainierten (FT₁) (nach [16]).

len Trainings aus gesundheitlicher Sicht herangezogen wird. Dies gilt auch für Patienten mit Fettstoffwechselstörungen. Bei intensiveren Belastungen wird die Energie praktisch nur noch anaerob durch Glykolyse aus Kohlenhydraten bereitgestellt. Die Fette spielen hierbei keine Rolle. **Solche Belastungsformen sind für den Fettstoffwechselpatienten weniger geeignet.** Letztlich wird dieser Punkt allerdings meist über- bzw. einseitig interpretiert. Auch bei einem langzeitig durchgeführten Tennisspiel erfolgt die Energiefreisetzung anaerob aus energiereichen Phosphaten bzw. bei längeren Ballwechseln auch durch Milchsäurebildung. Trotzdem muß die Energie in den Pausen zwischen zwei Punkten durch Verbrennung ersetzt werden. Bei einem längeren Tennisspiel reichen die Glykogenvorräte nicht aus, es müssen jetzt auch Fette verbrannt werden. Es kommt daher während eines ein- bis zweistündigen Tennisspiels zu einem Anstieg von freien

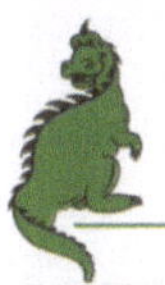

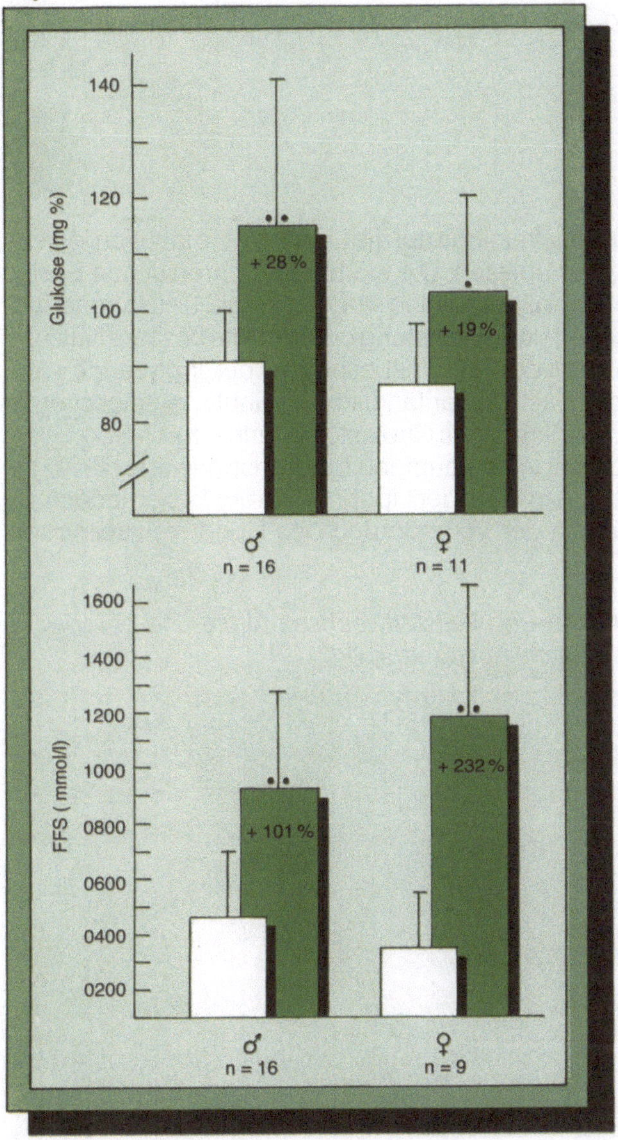

Abb. 9:
Vergleichende Darstellung des Anstieges von Glukose und freien Fettsäuren (FFS) im kubitalvenösen Blut bei männlichen und weiblichen Tennisspielern nach einem Tenniswettkampf von 90 Minuten Dauer. Man beachte den Anstieg der freien Fettsäuren (nach [21]).

Fettsäuren und Glyzerin im Blut, die wichtige Indikatoren der Fettverbrennung darstellen (Abb. 9). Somit sind auch intervallförmig durchgeführte Belastungen längerer Dauer für Patienten mit Fettstoffwechselstörungen günstig.

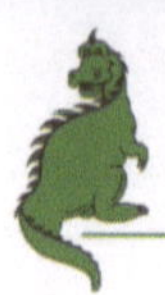

Einfluß von Training auf die Lipoproteine

Der Einfluß des körperlichen Trainings auf die Lipoproteine läßt sich logisch aus der Energiefreisetzung ableiten. Die akuten und chronischen Effekte eines Trainings auf die Serumlipoproteine sind in der Tab. 3 zusammengefaßt. Erhöhter Energiebedarf unter Belastung erfordert die bessere Nutzung der Energiereserven in Form der Fette, insbesondere der Triglyzeride, nicht des Cholesterins. Insofern ist der anfänglich erwähnte, enttäuschende Befund einer fehlenden Senkung des Cholesterinwertes durch Sport nicht überraschend. Durch die enge Verknüpfung der Transportwege der Triglyzeride und des Cholesterins in Form der Lipoproteine ergibt sich jedoch ein indirekter Effekt, der sich in der Veränderung des Lipoproteinspektrums

Tab. 3: Körperliche Aktivität und Fettstoffwechsel. Akute und chronische Veränderungen durch Ausdauersport

	akut	chronisch
im Serum		
Freie Fettsäuren (FFS)	↑	↓
Glyzerin	↑↑↑	–
Triglyzeride	(↓)	↓↓
VLDL-Cholesterin	↓	↓↓
LDL-Cholesterin	(↓)	↓
HDL-Cholesterin	(↑)	↑
HDL$_2$/HDL$_3$-Verhältnis	↓↓	↑↑
im Muskel		
Triglyzeride	↓↓	↑↑
muskuläre FFS-Aufnahme	↑	↑
muskuläre FFS-Oxidation	↑↑	↑↑
LPL-Aktivität	↑	↑
LCAT-Aktivität	↑	(↑)

nach [1]

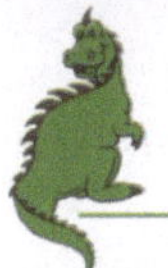

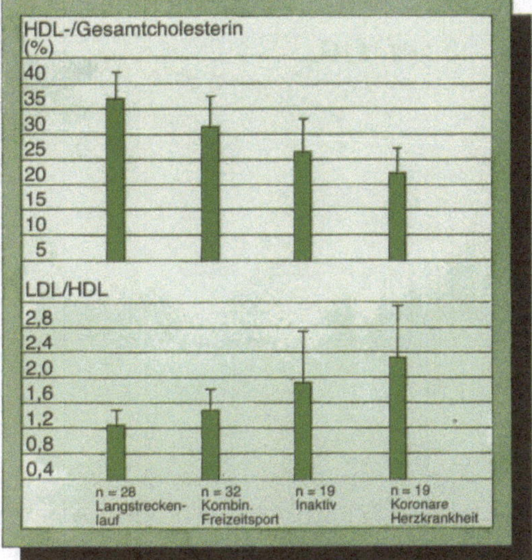

Abb. 10:
Einfluß eines unterschiedlichen Trainingszustandes auf verschiedene Fraktionen der Lipoproteine und ihre Quotienten untereinander (nach [9]).

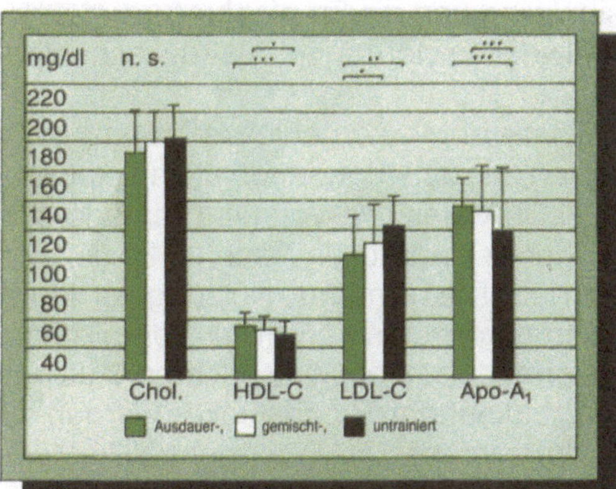

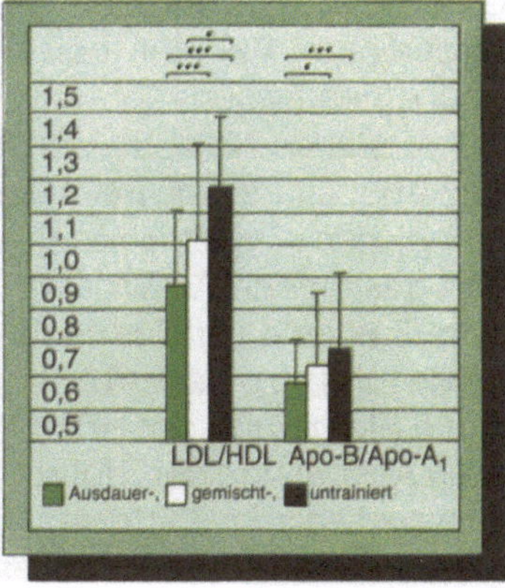

zeigt. Wie Tab. 4 und Abb. 10 zeigen, ist der herausragende Einfluß des Trainings in der Erhöhung des HDL-Cholesterins zu sehen. Die Tab. 4 zeigt, daß bei Hochtrainierten unter Berücksichtigung der 2-Sigma-Grenze HDL-Werte von mehr als 100 mg% erreicht werden können!

Der Mechanismus dieser HDL-Erhöhung ist letztlich noch nicht genau bekannt. In der Literatur finden sich verschiedene Hypothesen hierzu. Insbesondere ist auch zu berücksichtigen, daß sich Sportler, speziell Ausdauertrainierte, anders ernähren als der Durchschnitt der Bevölkerung, mit

Tab. 4: *Gesamtcholesterin und HDL-Cholesterin bei Sportlern.*

	N	ALTER $\bar{x}$ SD	Ges.-CHOL $\bar{x}$ SD	HDL-CHOL $\bar{x}$ SD
ATHLETEN Ruderer Fußballspieler	24	25 ± 5	171 ± 18	73 ± 14
KONTROLLEN	48	23 ± 4	182 ± 30	58 ± 12
P			N.S.	< 0.001

möglichem Einfluß auf die Serumfettwerte [17]. Trotzdem sind die neueren Erkenntnisse über die Fettstoffwechselwege so ausdifferenziert, daß die vorhandenen Erklärungsmöglichkeiten - wenn vielleicht auch nicht im letzten stimmig - durchaus plausibel sind und die Empfehlung vermehrter körperlicher Aktivität bei Fettstoffwechselstörungen als unverzichtbar erscheinen lassen!

Die verstärkte Nutzung der Triglyzeride durch körperliches Training setzt eine Abspaltung von freien Fettsäuren aus den triglyzeridhaltigen Lipoproteinen, den Chylomikronen und VLDL-Molekülen voraus. Dies erfordert eine gesteigerte Aktivität der peripheren Lipoproteinlipase (LPL), die sich beim Trainierten erhöht nachweisen läßt. Die vermehrte Nutzung der Triglyzeride führt zu einem Abfall ihrer Serumkonzentration. Etwas komplizierter ist die Steigerung der HDL-Cholesterinkonzentration zu erklären. Aus den nach Abspaltung der Triglyzeride verbleibenden Bruchstücken werden mit Hilfe der Lecithin-Cholesterin-Acyl-Transferase (LCAT) vermehrt HDL-Moleküle synthetisiert. Auch dieses Enzym ist beim Trainierten in erhöhter Aktivität nachweisbar.

Als Mechanismen werden ferner eine Erhöhung der Gewebelipase, aber auch eine Erhöhung der Überlebensdauer der HDL-Moleküle und ein verstärkter Abbau der Triglyzeride diskutiert. Zur Frage, inwieweit der Fettstoffwechsel direkt beeinflußt wird oder nur mittelbar durch die Veränderung des Körpergewichtes, kommt die Metaanalyse von TRAN [20] zu der Aussage, daß beide Faktoren - Körpergewichtsabnahme und Trainingseffekt - unabhängig voneinander und additiv wirken.

Ein beliebtes Diskussionsthema ist die Frage, inwieweit sich Training auf die

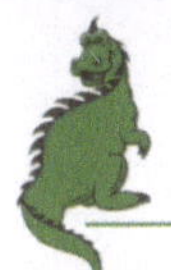

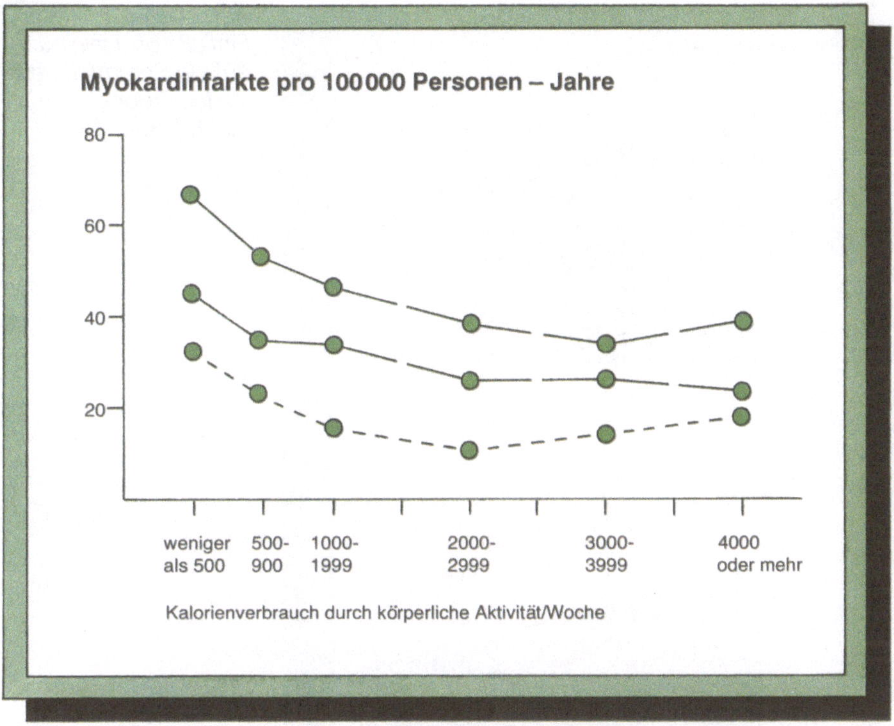

Abb. 11: Häufigkeit des Herzinfarktes bzw. des Todes durch Herzinfarkt innerhalb von 10 Jahren in Abhängigkeit von der körperlichen Aktivität nach den Daten von Paffenbarger. Beobachtet wurden 10 000 Personen, hierdurch errechnen sich über 10 Jahre 100 000 gelebte Jahre. Die geringste Häufigkeit für einen Tod durch Herzinfarkt findet sich bei einem Kalorienverbrauch durch körperliche Aktivität von 2 000 - 3 000 kcal pro Woche.

Unterfraktionen des HDL, den HDL_2 - bzw. HDL_3-Anteil, auswirkt. Populär ist in diesem Zusammenhang insbesondere die Frage, inwieweit Alkohol zu einem Anstieg des HDL führt und Sport durch Alkoholgenuß ersetzt werden kann. Die Wirkung des Alkohols kann als unspezifisch - toxischer Effekt auf den HDL-Wert, vor allem den nur fraglich antiatherogen wirksamen HDL_3-Anteil - angesehen werden, in ähnlicher Form wie auch Pestizide den HDL-Wert erhöhen, die keineswegs als besonders gesund gelten können. Die unter Alkoholwirkung von der Leber produzierten HDL können nicht als gesundheitlich positiv angesehen werden. **Training kann also nicht durch Alkoholgenuß ersetzt werden!** Körperliches Training hat auch Auswir-

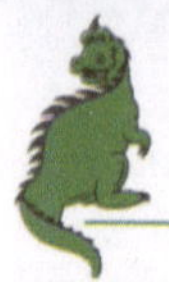

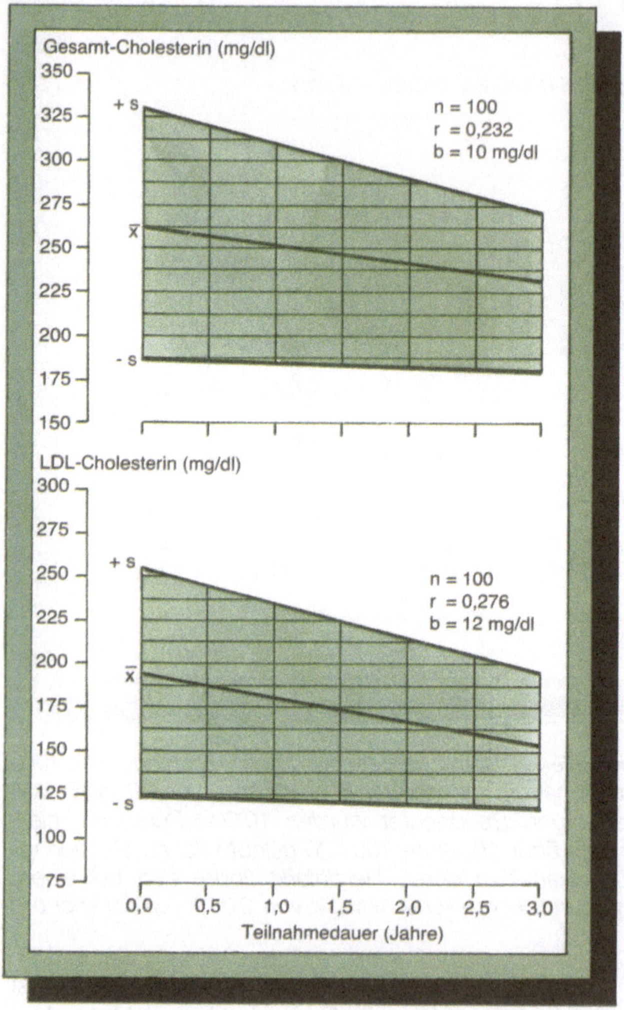

Abb. 12:
Einfluß von Training auf die Serumfettwerte in Herzgruppen (nach [13]).

kungen auf die LDL-Fraktion. Dies führt zu einem günstigeren Risikoquotienten LDL/HDL.

Unklar ist noch die Frage, inwieweit die Effekte des Trainings auf den Stoffwechsel dosisabhängig sind. Aus den epidemiologischen Untersuchungen von PAFFENBARGER (Abb. 11) wird die Schlußfolgerung gezogen, daß das „vernünftige Optimum" körperlicher Aktivität bei einem Kalorienverbrauch von **2 000 - 3 000 pro Woche oder 300 - 400 pro Tag** liegt. PAFFEN-

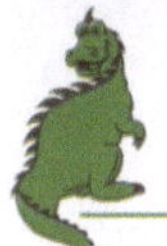

BARGER selbst diskutiert allerdings die Frage, ob noch mehr Sport nicht noch mehr positive Effekte mit sich bringt.

300 bis 400 kcal Energieverbrauch entsprechen 30 - 40 Minuten Joggen pro Tag. Kaum ein Patient wird dies allerdings im Regelfall durchführen, von Leistungssportlern abgesehen. Die Wirklichkeit wird mehr von der Abb. 12 demonstriert. In den ambulanten Herzgruppen, in denen Fettstoffwechselstörungen als Risikofaktor für viele Patienten eine wichtige Rolle spielen, ist die positive Beeinflussung des Fettstoffwechsels durch Training eher bescheiden. Dies gilt um so mehr, als die meisten dieser Patienten nur schwer von der Notwendigkeit einer vernünftigen Ernährung zu überzeugen sind. Es wäre daher pädagogisch unklug, das optimale Maß der körperlichen Aktivität allzu hoch anzusetzen. Der Wert von 300 - 400 kcal pro Tag ist - bei entsprechender Interpretation, die im folgenden gegeben wird - aus pragmatischer Sicht im Gespräch zwischen Arzt und Patient mit Fettstoffwechselstörungen gut verwendbar.

Eine realistische Einschätzung dessen, was unter unseren mitteleuropäischen Lebens- und Ernährungsbedingungen erreichbar ist, zeigt eine Untersuchung von MARTI et al. an bis dato untrainierten Männern im mittleren Lebensalter [11, 12, 18]. Diese leisteten ein Jogging-Programm von zwei Stunden wöchentlich über vier Monate hinweg, also keineswegs hochintensiven Ausdauersport. Dabei kam es zu einem Anstieg des HDL-Wertes um 4 - 6 mg%, also um etwa 10 %. Dies klingt verhältnismäßig bescheiden, man muß aber berücksichtigen, daß ein Anstieg des HDL-Wertes um 1 % mit einer Senkung der koronaren Mortalität um 3 % einhergeht. Für diese Gruppe war somit eine Senkung der koronaren Mortalität um 30 % anzunehmen. Die Steigerung betraf in Übereinstimmung mit neueren Untersuchungsbefunden [19, 22] sowohl den HDL_2- wie auch den HDL_3-Wert. Nach diesen Ergebnissen scheint der HDL-Wert bei einem solchen Training sein Optimum nach etwa 6 bis 12 Monaten zu erreichen.

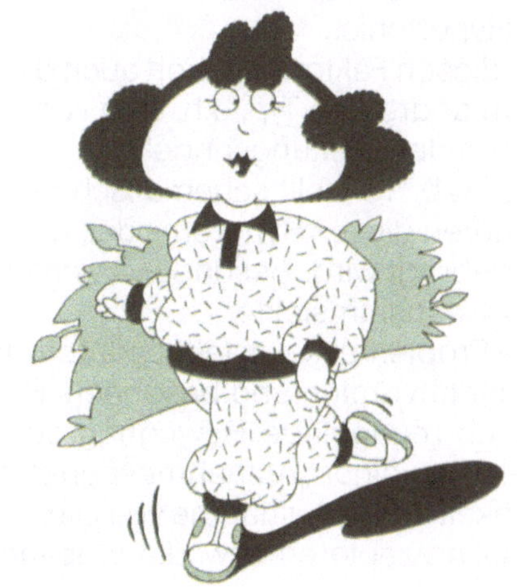

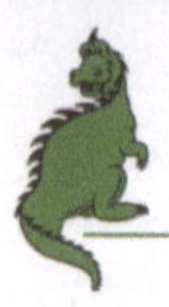

Fettstoffwechselstörungen als Teil des metabolischen Syndroms

Der Begriff des „metabolischen Syndroms" macht bewußt, daß die meisten kardiovaskulären Risikofaktoren in einem inneren Zusammenhang stehen und bei ein und demselben Patienten quantitativ unterschiedlich ausgeprägt, in qualitativ stets gleichartiger Form vorkommen. Dieser innere Zusammenhang wurde bereits in den 60er Jahren von MEHNERT als Wohlstandssyndrom bezeichnet.

Der Begriff des Reavenschen Syndroms, wie das metabolische Syndrom auch bezeichnet wird, kommt aus der Diabetologie und weist dem Insulin eine zentrale Bedeutung zu. Ausgangspunkt ist die Tatsache, daß auch Hypertoniker häufig eine verminderte Insulinsensitivität bzw. eine erhöhte Insulinresistenz aufweisen, während sich umgekehrt bei Diabetikern häufig eine Hypertonie findet.

Folgende sechs Punkte sind nach REAVEN für das metabolische Syndrom charakteristisch:

1. verminderte Insulinresistenz,
2. Glukoseintoleranz,
3. Hyperinsulinämie,
4. erhöhtes Cholesterin und erhöhte Triglyzeride,
5. vermindertes HDL,
6. Hypertonie.

Zu diesen Faktoren gehört auch die Adipositas, vor allem das Übergewicht vom androiden Typ, d.h. eine vermehrte Fettablagerung am Abdomen im Sinne der „Rettungsringe".

Die Abb. 13 stellt schematisch die inneren Zusammenhänge der Einzelfaktoren dieses Syndroms dar, wobei dem Insulin ein zentraler Stellenwert zugebilligt wird. Besonders wichtig in diesem Zusammenhang ist Insulin als Wachstumsfaktor.

Die Problematik entsteht dadurch, daß der Zelle zu viel Energie in Form von Kohlenhydraten und besonders Fetten angeboten wird. Gleichzeitig wird durch mangelnde Bewegung zu wenig Energie verbraucht. Es kommt daher zu einer „Aufnahmesperre" der Zelle für Energie, d.h. die Empfindlichkeit für die Aufnahme von Glukose wird „heruntergeregelt", die Zahl der Insulinrezeptoren bzw. die Empfindlichkeit der Rezeptoren nimmt ab. Es

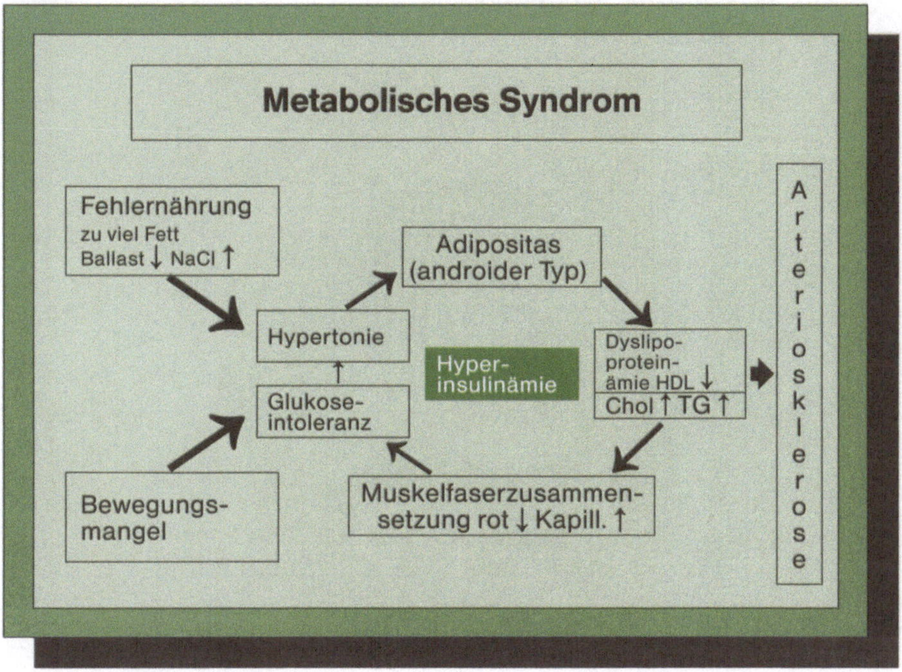

Abb. 13: Metabolisches Syndrom

entsteht das klassische Bild der Hyperinsulinämie, die für den Typ 2-Diabetes charakteristisch ist. Die erhöhte Insulinkonzentration führt zu einer Steigerung der Freisetzung von Fetten aus den Depots, verständlich angesichts der dem Insulin biologisch zugedachten Aufgabe einer verstärkten Energiebereitstellung. Da die Fette von der Muskelzelle mangels Bewegung nicht verbraucht werden, wird auch von einer „Luxuslipolyse" gesprochen. Hierdurch wird eine bestehende Fettstoffwechselstörung verstärkt. Erhöhter Insulinspiegel führt zu einer Steigerung des Appetits und verstärkt dadurch die Entstehung der - androiden - Adipositas. Die vorwiegende Ablagerung im abdominalen Unterhautfettgewebe wird mit der lokalen Nähe der Insulinproduktionsstätten zur Abdominalhaut und der dadurch hier höheren Konzentration an Insulin erklärt, wahrscheinlich etwas allzu mechanistisch.

Gleichzeitig wird dem Insulin heute auch eine wichtige Rolle bei der Entstehung der Hypertonie zugesprochen. Wie bereits erwähnt, stellt Insulin einen Wachstumsfaktor dar, der die glatten Muskelzellen der Gefäßwände

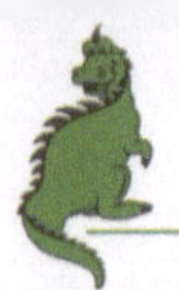

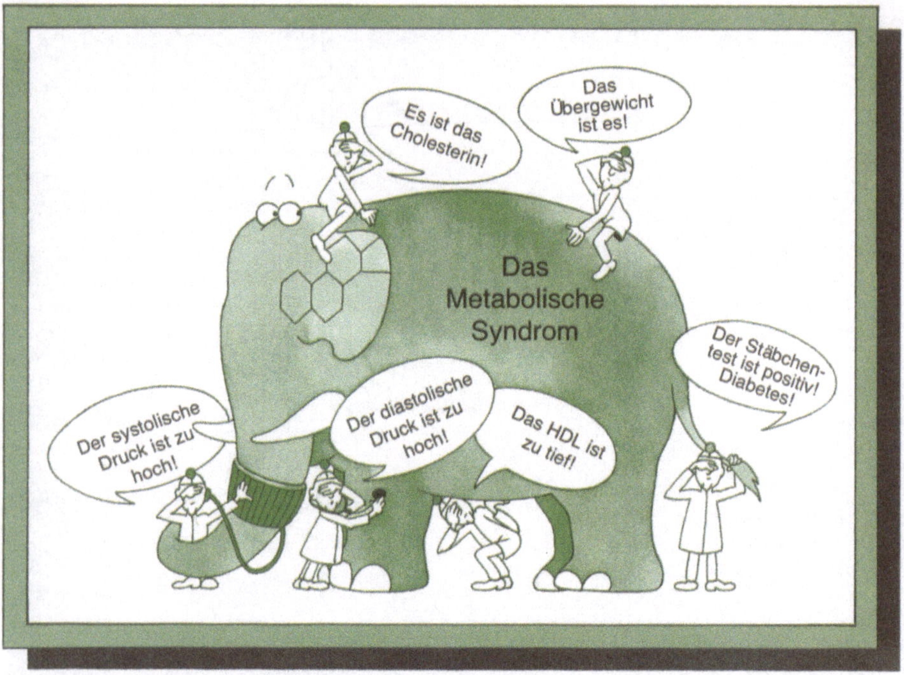

Abb. 14: Sechs blinde Ärzte beschreiben einen Elefanten. (Das metabolische Syndrom)

vermehrt und dadurch den peripheren Widerstand erhöht. Ein weiterer drucksteigernder Faktor ist in der verstärkten Rückresorption von Natrium in den renalen Tubuli unter Insulineinwirkung zu sehen. Die Adipositas verstärkt ihrerseits wiederum die Hypertonie. Als weiterer Faktor des metabolischen Syndroms wird eine Verschiebung der Muskelfaserzusammensetzung von roten - ausdauerbetonten - zu weißen - anaeroben, schnelligkeitsbetonten - Muskelfasern gesehen. Rote Muskelfasern besitzen, da sie aerob tätig sind, eine bessere Gefäßversorgung. Eine Verschiebung des Gleichgewichts zu den weißen Muskelfasern hin bedeutet somit eine zusätzliche Widerstandserhöhung.

Sämtliche dieser Faktoren stehen also in einem inneren Zusammenhang und beeinflussen sich gegenseitig. Hier dreht sich gewissermaßen ein Karussel, das irgendwann in der Arteriosklerose endet. Ein Endziel ist aber nicht nur die Atherogenese, sondern auch die Herzinsuffizienz. Auch hier wird dem Insulin eine wichtige ursächliche Bedeutung zugeschrieben, da es zu einer Myokardhypertrophie führt. Nach den Ergebnissen der Fra-

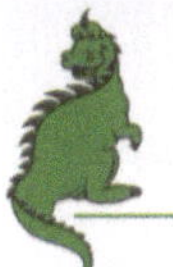

mingham-Studie liegt bei 20 % der Bevölkerung eine sonst nicht erklärliche Myokardhypertrophie vor, die als eigenständiger Risikofaktor für die Entstehung des plötzlichen Herztodes und der Herzinsuffizienz gilt.

Wenn dieses Karussel zurückgedreht werden soll, ergibt sich bei Betrachtung der zugrunde liegenden Ursachen zwangsläufig und unausweichlich die Notwendigkeit von mehr Bewegung. Es wäre falsch, hier ausschließlich an der „Einstellschraube" Ernährung zu drehen. Bei einer allgemeinen Reduktionskost, also einer fett- und kalorienarmen Kost, wie sie meist bei Fettstoffwechselstörungen empfohlen wird, kommt es zu einer reaktiven Hyperinsulinämie und damit zu einer starken Appetitzunahme. Rein diätetische Versuche zur Gewichtsreduzierung enden daher meist kläglich.

Durch körperliche Aktivität kann dem gegengesteuert werden. Körperliche Aktivität führt nicht, wie dies häufig angegeben wird, zu einer so großen Appetitsteigerung, daß sie den erhöhten Kalorienverbrauch wieder negativ ausgleicht. Jeder, der Sport betreibt, weiß, daß am Ende einer starken körperlichen Belastung der Appetit eher vermindert ist. Die Ursache liegt darin, daß unter erhöhter sympathischer Aktivität die Insulinfreisetzung aus dem

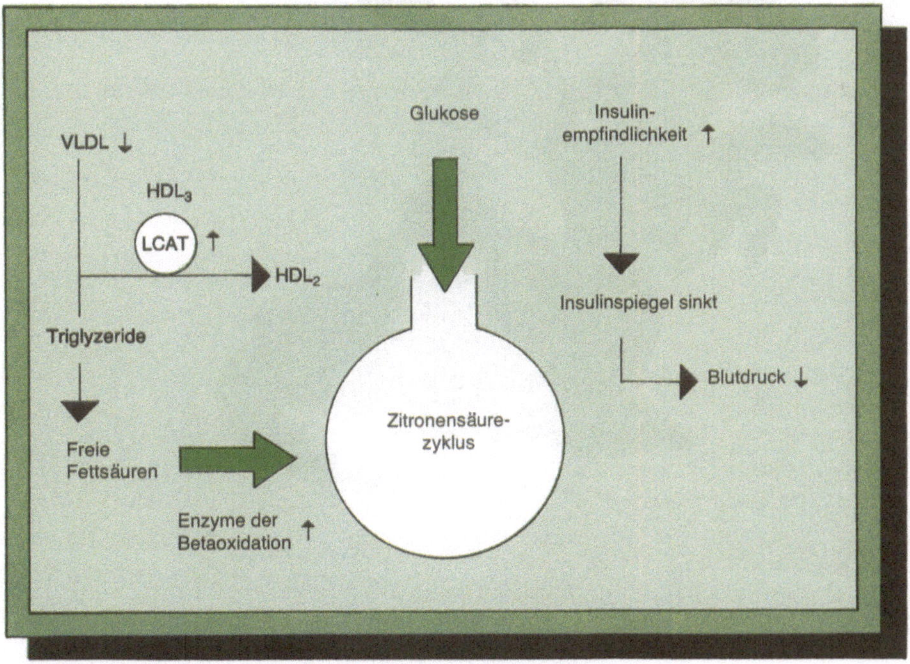

Abb. 15: Trainingseffekte beim metabolischen Syndrom.

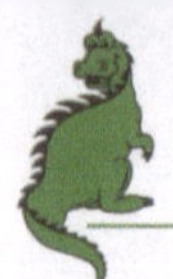

Pankreas herabgesetzt wird, da die aktive Muskelfaser unter Belastung auch bei geringen Insulinmengen verstärkt Glukose aufnimmt. Bewegung ist also ein essentieller Teil der Behandlung aller Komponenten des metabolischen Syndroms, der Fettstoffwechselstörung ebenso wie der Hypertonie, der Adipositas und des Typ 2-Diabetes. Die Wirkungen des Trainings auf das metabolische Syndrom werden in Abb. 15 nochmals zusammenfassend verdeutlicht.

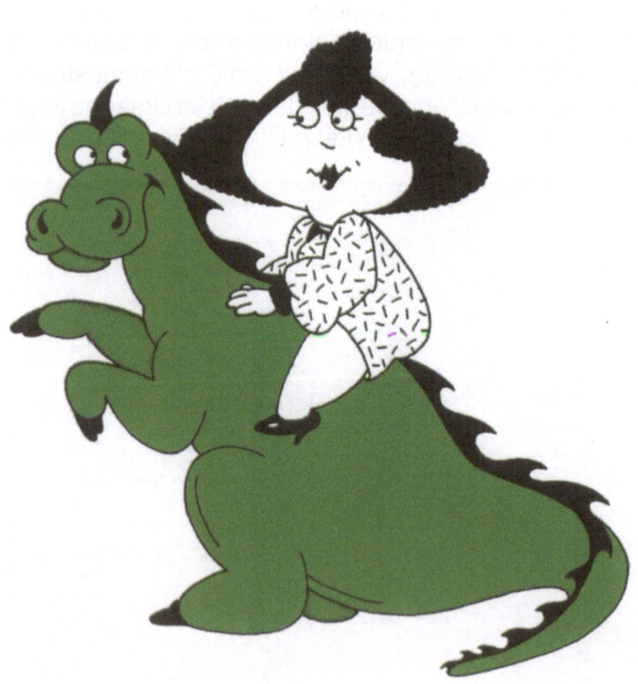

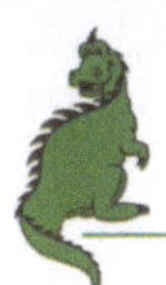

Das Risiko von Patienten mit Fettstoffwechsel-
störungen beim Sport und Maßnahmen
zu seiner Verminderung

Was wirkt, hat Nebenwirkungen, auch der Sport.
Welches sind die „Nebenwirkungen" des Medikamentes Sport?

Unter körperlicher Belastung besteht ein erhöhtes Risiko, wenn bereits Vor-
schädigungen des Herz-Kreislauf- Systems vorhanden sind. Es kann dann
gehäuft ein Herz-Kreislauf-Versagen beobachtet werden. Die Ursache
eines plötzlichen Todes unter körperlicher Belastung ist bei einem Mann
über 35 Jahren in 90 % der Fälle eine koronare Herzkrankheit (Abb. 16).
Beim Menschen mit Risikofaktoren wie Hypertonie oder Zigarettenrauchen
ist eine deutliche Übersterblichkeit unter körperlicher Aktivität nachgewie-
sen. Ähnliche Zahlen sind für Menschen mit Fettstoffwechselstörungen
zwar bisher nicht bekannt, ein erhöhtes Risiko ist für sie beim Sport jedoch
im gleichen Sinne wahrscheinlich. Dies hat beispielsweise dazu geführt,

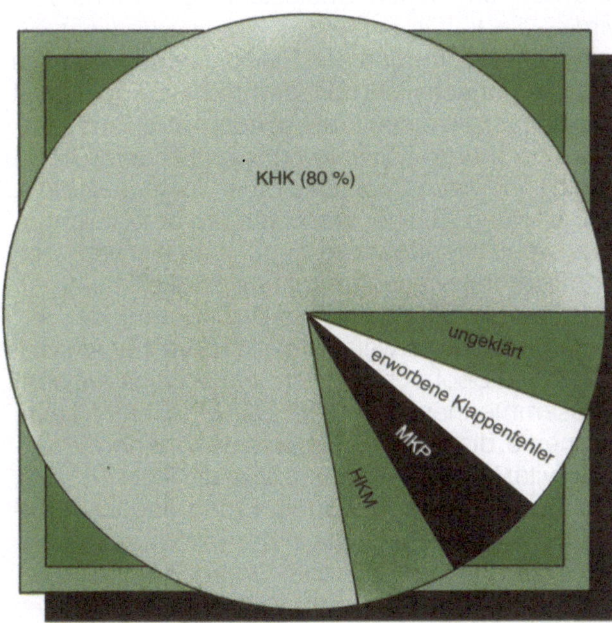

Abb. 16:
Ursachen für den
plötzlichen Tod bei
älteren Sportlern
(über 35 Jahre);
KHK = Koronare
Herzkrankheit
HKM = hypertrophe
Kardiomyopathie;
MKP = Mitral-
klappenprolaps
(nach [10]).

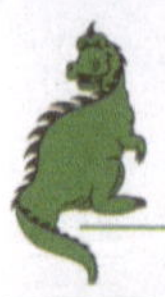

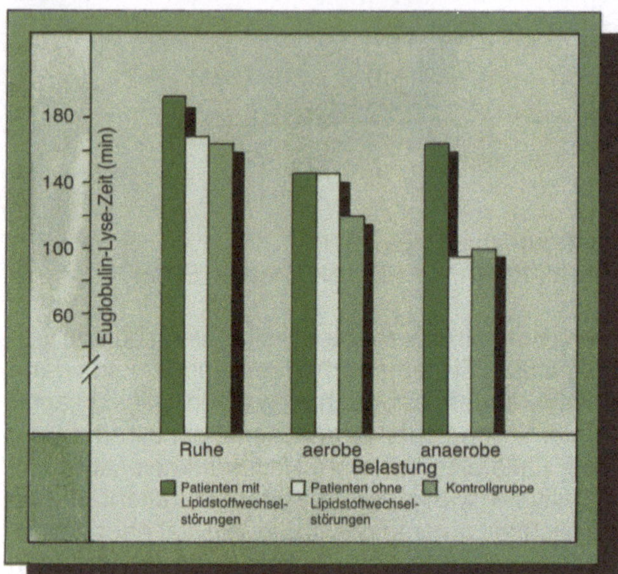

Abb. 17:
Fibrinolytische Aktivität bei Patienten mit und ohne Lipidstoff- wechselstörung in Ruhe und nach Be- lastung im Vergleich zu einer gesunden Kontrollgruppe (nach [3]).

daß bei manchen amerikanischen Marathonläufen vor dem Lauf der Cholesterinwert bestimmt und bei sehr hohen Cholesterinwerten eine Teilnahme nicht gestattet wird.

Die Tatsache, daß Fettstoffwechselstörungen das Risiko eines Todesfalles beim Sport erhöhen können, ergibt sich nicht nur aus ihrem Risikopotential für die Entwicklung einer koronaren Herzkrankheit, sondern auch aus interessanten Beziehungen zwischen dem Fettstoffwechsel und dem Gerinnungspotential. Der plötzliche Tod beim Sport wird oft dadurch ausgelöst, daß es unter körperlicher Belastung zu einer Verschiebung des Gleichgewichts zwischen Fibrinolyse und Fibrinopoese zugunsten der letzteren sowie zu einer erhöhten Thrombozytenaggregationsfähigkeit kommen kann. Fettstoffwechselstörungen wirken sich in einer Verringerung der Verstärkung der Fibrinolyse aus, die normalerweise unter körperlicher Aktivität beobachtet wird (Abb. 17). Diese Beobachtung wird neuerdings mit dem Lipoprotein (a) (LP(a)) in Zusammenhang gebracht. Das LP(a) enthält eine plasminogenartige Komponente, die das Plasmin, also das fibrinolysesteigernde Enzym, in seiner Aktivität kompetitiv hemmt. Wie die Abb. 18 zeigt, wird den Serumfetten und ihrer Veränderung durch Ernährung bzw. körperliche Aktivität darüber hinaus auch eine Rolle in der Thrombozytenaggregabilität zugebilligt. Gesundheitlich positive Veränderungen der Serumfettwerte führen zu einer Verminderung der Konzentration des

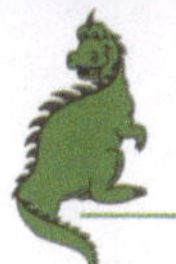

aggregatorisch wirkenden Thromboxans und zu einer Steigerung der Konzentration an Prostaglandinen, die die Thrombozytenaggregabilität vermindern und vasodilatatorisch wirken.

Aus diesen Zusammenhängen ergeben sich folgende Schlußfolgerungen zur Verminderung des Risikos für Patienten mit Fettstoffwechselstörungen unter körperlicher Belastung:

1. Bei Patienten mit erkennbar erhöhtem Risiko, grundsätzlich bei allen Menschen ab dem 35. Lebensjahr, ganz besonders, wenn noch zusätzliche Risikofaktoren bestehen (Männlichkeit, Nikotinabusus, Hypertonie), gehört zur Sportvorsorgeuntersuchung die Erhebung des Lipidstatus.

2. Sind Fettstoffwechselstörungen bekannt, so sollte ein Belastungs-EKG durchgeführt werden, ganz besonders dann, wenn zusätzlich die unter 1. genannten Risikofaktoren vorhanden sind. Aufgrund eines möglicherweise pathologischen Ausfalls des Belastungs-EKGs bei bereits vorhandener KHK ist die zulässige „Dosis" Sport individuell festzulegen.

3. Der Patient mit Fettstoffwechselstörungen sollte Überbelastungen vermeiden. Wie die Abb. 17 zeigt, sind die negativen Auswirkungen auf die Blutgerinnung, also eine Erhöhung des Risikos, vor allem bei anaeroben Belastungen, d. h. bei Belastungen mit sehr hohen Intensitäten zu erwarten. Empfehlenswert sind vor allem Ausdauerbelastungen niedriger Intensität, die auch zur Optimierung des Trainingseffektes auf den Fettstoffwechsel anzuraten sind (s. S. 39).

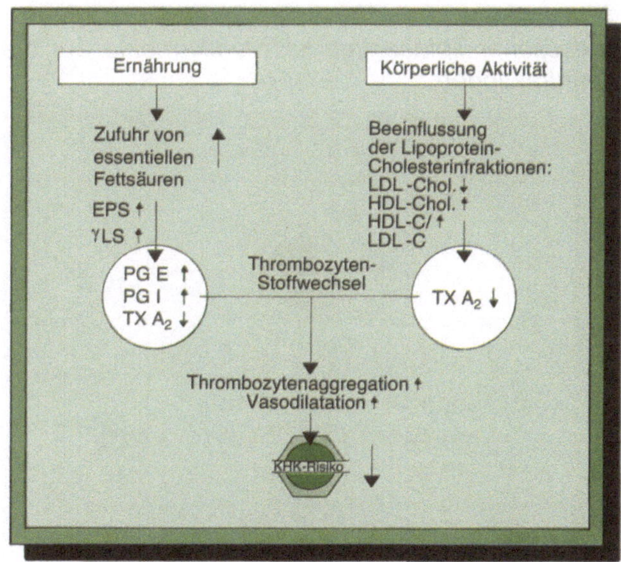

Abb. 18:
Einfluß von körperlicher Aktivität und Ernährung auf den Prostaglandinstoffwechsel und das Thromboxan-Prostazyklin-Gleichgewicht (nach [1]).

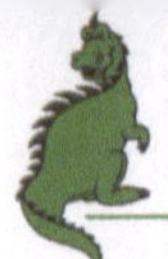

Medikament, Sport und Fettstoffwechselstörungen

Trotz optimaler Ernährung und Bewegung verbleibt immer noch ein gewisser Prozentsatz von Patienten, der ohne medikamentöse Therapie nicht auskommt. Auch für diese Gruppe ist die Lebensstiländerung einschließlich Bewegung wichtig. Die Frage stellt sich, ob hier die lipidsenkenden Medikamente und die körperliche Aktivität interagieren können. Dies ist in gleicher Weise beispielsweise beim sporttreibenden Hypertoniker mit bestimmten Pharmaka, wie etwa den Beta-Blockern, bekannt.

Ein Blick auf die Tab. 5 zeigt den Vergleich zwischen dem Effekt des Trainings und unterschiedlichen Medikamenten auf die verschiedenen Fraktionen des Lipidstoffwechsels. Die Interferenzen zwischen Training und medikamentöser lipidsenkender Therapie sind eher hypothetischer Natur, da eine HDL-Steigerung für alle Kombinationen von Medikament und Sport positive Auswirkungen hat.

Für die Praxis wichtigere Bezüge ergeben sich dagegen bei der Betrachtung der Interferenz von Training und Serumfettwerten mit der Begleitmedi-

Tab. 5: Wirkungen zugelassener lipidsenkender Medikamente auf die Serum-Cholesterinfraktionen

Wirksubstanzen	VLDL	LDL	HDL
Ionenaustauscherharze	(↑)	↓↓	(↑)
Phytosterine	↓		
Fibrinsäurederivate	↓↓↓	↓↓	↑
Reduktaseinhibitoren	↓	↓↓↓	↑
Nikotinsäure	↓↓	↓↓	↑
Probucol	↓	↓↓	
Fischölpräparate	↓↓↓	(↓)	(↑)
TRAINING	(↓)	(↓)	↑
nach [1]			

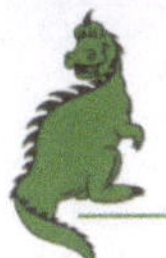

kation. Beta-Blocker und Diuretika, die im Rahmen des metabolischen Syndroms vor allem für die Behandlung der Hypertonie in Frage kommen, führen zu einer Erhöhung des Gesamtcholesterins und zu einer Senkung des HDL-Anteils, wenn auch zum Teil nur vorübergehend. Es konnte gezeigt werden, daß die Erhöhung der Serumfettwerte durch Diuretika mittels Training vermindert werden kann [8]. Ähnliche Überlegungen dürften auch für Beta-Blocker gelten. In bezug auf die Blutdrucksenkung ergänzen sich Training, Diuretika und Beta-Blocker synergistisch, hinsichtlich der Fettwerte verhalten sie sich antagonistisch. Man kann also dem Patienten, der Beta-Blocker und/oder Diuretika zur Blutdrucksenkung einnimmt, empfehlen, der hierdurch möglicherweise bedingten Erhöhung der Serumfettwerte gewissermaßen „davonzulaufen".

Schließlich soll im Zusammenhang mit Sport, Fettstoffwechselstörungen und Medikament noch eine weitere Medikamentengruppe erwähnt werden, die leider in bestimmten Sportarten per nefas eingenommen wird, nämlich Anabolika. Von Bodybuildern und Kraftathleten, die sie zu Doping-Zwecken einnehmen, ist bekannt, daß hier der HDL-Wert erheblich abnehmen kann. Gelegentlich ist sogar die HDL-Fraktion völlig aus dem Blut verschwunden (Abb. 19). Sportler sollten daher eindringlich vor dem Mißbrauch von Anabolika gewarnt werden.

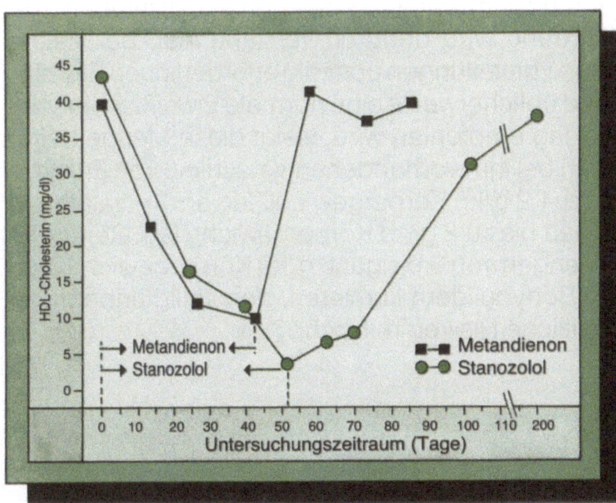

Abb. 19: Negative Auswirkungen von Anabolika auf das HDL-Cholesterin. Beispiel eines Bodybuilders, der aus eigenem Antrieb zwei verschiedene Anabolika einnahm und dabei einer Überwachung der HDL-Werte zustimmte. Es kam beide Male zu einem Abfall des Wertes gegen Null (nach [13]).

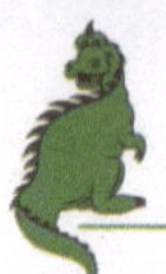

Training, Fettstoffwechselstörungen und Ernährung

Sporttreibende achten, zumindest im Bereich des Leistungssports, im allgemeinen sehr auf ihre Ernährung. Aus diesem Grund ist es nicht immer eindeutig zu entscheiden, ob die gesundheitlich positiven Lipidprofile bei Athleten (Tab. 4) vorwiegend auf die Ernährung oder auf die körperliche Aktivität zurückzuführen sind.

Die positiven Interferenzen zwischen Sport und Ernährung ergeben sich speziell im Bereich der Ausdauersportarten. Der Ausdauerathlet ist vor allem auf eine Verfügbarkeit von möglichst vielen Kohlenhydraten angewiesen. Aus diesem Grund ist die „Ausdauerdiät" von einem hohen Anteil komplexer Polysaccharide bestimmt, der gleichzeitig mit einer Reduzierung des Fettanteils in der Ernährung einhergeht. Die komplexen Polysaccharide senken darüber hinaus durch ihren Anteil an Ballaststoffen die Cholesterinresorption.

Nicht jede Sporternährung muß sich allerdings positiv auf Fettstoffwechselstörungen auswirken. Das gegenteilige Beispiel läßt sich anhand von Kraftsportarten zeigen. Der Kraftsportler benötigt zum Aufbau seiner Muskulatur einen hohen Proteinanteil. Wird dieser vor allem in Form von Fleisch aufgenommen, so kann es dadurch gleichzeitig zu einer hohen Fettzufuhr kommen. Diese relative Gefährdung wird dadurch verstärkt, daß bei vielen Kraftathleten völlig unsinnige Vorstellungen über die erforderlichen Eiweißmengen bestehen. Während üblicherweise eine normale Eiweißzufuhr von 1 g/kg Körpergewicht und Tag empfohlen wird, steigt diese Menge beim Ausdauerathleten durch den bei ihm vorhandenen Verschleiß von Enzym- und Muskelstrukturen auf ca. 1,2 g/kg Körpergewicht/Tag an. Kraftathleten benötigen zum Muskelaufbau bis zu 2 g/kg Körpergewicht/Tag. Gerüchte über erforderliche Eiweißmengen von 3 bis gar 6 g/kg Körpergewicht/Tag, die unter Kraftathleten und Bodybuildern kursieren, sind völlig unbegründet und bringen gesundheitliche Risiken mit sich.

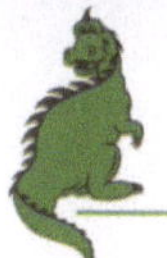

Praktische Empfehlung zur körperlichen Aktivität für den Patienten mit Fettstoffwechselstörungen

Die häufig gehörte Resignation ärztlicher Kollegen über die mangelnde Bereitschaft ihrer Patienten, bei entsprechenden Indikationen, speziell auch bei Fettstoffwechselstörungen, sich mehr zu bewegen und Sport zu betreiben, hängt nicht zuletzt damit zusammen, daß solche Empfehlungen im allgemeinen, mangels hinreichenden sportmedizinischen Wissens, aufgrund der bisher fehlenden Ausbildung in der Sportmedizin an den Universitäten, allzu pauschal gegeben werden. Mit allgemeinen Empfehlungen, wie: bewegen Sie sich mal wieder, treiben Sie Sport, kann der Patient, der bisher nie Sport betrieben hat, wenig anfangen. Darüber hinaus wird allzu häufig nur das „Allheilmittel" Joggen empfohlen, auch für Patienten, die aufgrund von Übergewicht und/oder Gelenkbeschwerden überhaupt nicht joggen können oder noch nie im Leben gelaufen sind und die möglicherweise aufgrund ihrer Mentalität viel lieber ganz andere Sportarten betreiben würden. Die meisten Männer sind beispielsweise durch Spielsportarten viel besser motivierbar als durch Langlaufen. Hinzu kommt, daß häufig die „Apotheke" fehlt, in der das „Medikament Sport" abgeholt werden kann. Der Arzt sollte daher detaillierte Empfehlungen geben, die die individuellen Bedürfnisse, Voraussetzungen und Neigungen des Patienten so weit als möglich berücksichtigen. Am günstigsten ist es, wenn man Patienten gleichzeitig mit der Empfehlung zum Sport eine Adressenliste über gesundheitsorientierte Aktivitäten in Volkshochschulen, Sportvereinen bzw. bei Kombination von Fettstoffwechselstörungen mit bereits eingetretener schwerer koronarer Herzkrankheit die Anschrift einer ambulanten Herzgruppe mitgeben kann.

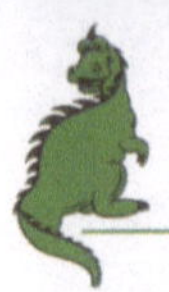

Empfehlenswerte und weniger geeignete Sportarten bei Fettstoffwechselstörungen

Vorbemerkung

Insbesondere niedrig dosierte Ausdauerbelastungen sind bei Fettstoffwechselstörungen zu empfehlen. Wie sieht dies aber bei dem Patienten mit erhöhten Cholesterinwerten aus, der partou nicht laufen möchte, weil er lieber Tennis spielt oder Ski läuft, oder der wegen erheblichen Übergewichtes und/oder Kniegelenkarthrosen nicht laufen kann? Häufig stellt sich daher für den Patienten mit Fettstoffwechselstörungen die Frage, ob er eine bestimmte Sportart nicht wegen seiner Störung, sondern trotz dieser Störung weiter betreiben kann.

Hinzu kommt, daß aus pathophysiologischer Sicht die Fettstoffwechselstörung meist nicht allein auftritt. Auf das metabolische Syndrom, die gleichzeitige häufige Verquickung mit Hypertonie, Übergewicht, Diabetes, Bandscheibenschäden etc. wurde bereits verwiesen. Die Empfehlungen für den Sport bei Hypertonie sind ähnlich denen bei Fettstoffwechselstörungen, aber nicht identisch. Auch hier werden vor allem Ausdauersportarten empfohlen. Andererseits ist bei überhöhten Blutdruckanstiegen, etwa im Rahmen von Kraftsportarten, gerade beim Hochdruck zu einer gewissen Zurückhaltung zu raten. Dies trifft beim Patienten mit alleinigen Fettstoffwechselstörungen nicht zu. Für den Übergewichtigen gilt ganz besonders die Empfehlung zum Radfahren und/oder Schwimmen. Keineswegs jeder Patient mit einer Fettstoffwechselstörung ist jedoch übergewichtig.

Trotz dieser Einschränkungen gibt es Gesichtspunkte, die aus der Sicht der Fettstoffwechselstörungen für bestimmte Sportarten zu diskutieren sind. Entscheidend ist viel weniger die Sportart an sich, sondern die Art und Weise der Durchführung, die von den individuellen Voraussetzungen des Patienten bestimmt wird. Wie aus der Diskussion des metabolischen Syndroms hervorgeht, ist beispielsweise beim jugendlichen Patienten mit Fettstoffwechselstörungen ohne bereits manifeste Gefäßschädigungen Bewegung in jeder Form günstig. Er kann beispielsweise Tennis, Squash oder Fußball spielen, wenn er dies möchte. Beim Patienten mit Hypercholesterinämie nach bereits erlittenem Herzinfarkt wird man bei solchen Sportarten wesentlich zurückhaltender sein. Allerdings könnte auch hier noch die Empfehlung ausgesprochen werden, Tennis zu spielen, aber ohne Wettkampfcharakter und nur im Doppel, oder Fußball in Form des „Fußballtennis" etc. **Das „Wie" ist oft viel wichtiger als das „Was".**

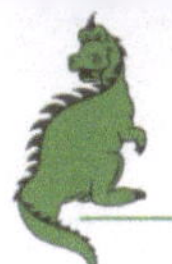

Die Sportarten im einzelnen

Ziel des Sports bei Fettstoffwechselstörungen ist es, insbesondere die Fettverbrennung (Beta-Oxidation) in Gang zu bringen und damit die Enzyme zu trainieren bzw. in ihrer Bildung zu induzieren. Hierzu sind langfristig durchgeführte, eher niedrig dosierte Belastungsintensitäten sinnvoll. Es sei daran erinnert, daß der Energiefluß pro Zeit bei der Fettverbrennung relativ niedrig ist. Je höher eine Belastungsintensität, um so stärker steht die Kohlenhydratverbrennung im Vordergrund.

Nach der „Paffenbarger-Kurve" (Abb. 11) liegt ein Optimum der Infarktprävention vor, wenn täglich 300 - 400 Kilokalorien durch körperliche Aktivität verbraucht werden. In Ausdauereinheiten ausgedrückt entspricht dies etwa 30 - 40 Minuten laufen. Das Minimum liegt bei 20 Minuten, weil erst dann die Fettverbrennung in merklichem Umfang einsetzt. Die aerob-anaerobe Schwelle wird bei einer Pulsfrequenz von 180 minus Lebensalter erreicht. Für die Ausdauerbelastung bei Fettstoffwechselstörungen gilt somit dieser Wert (für den 40jährigen also 140) oder eher etwas niedriger am Ende der Belastungsphase von 30 - 40 Minuten als anzustrebende Trainingsherzfrequenz.

Entscheidend ist gerade bei Fettstoffwechselstörungen die Botschaft, daß es weniger auf die Intensität der Belastung ankommt als auf die Gesamtzahl der verbrauchten Kalorien. Tab. 8 gibt eine Übersicht über den Energieverbrauch bei verschiedenen Sportarten. Mit ihrer Hilfe kann man sich leicht errechnen, wie lange man joggen, Golf oder Tennis spielen muß, um 300 kcal oder auch den Energiegehalt eines bestimmten Nahrungsmittels zu verbrauchen.

1. Joggen

Das Joggen hat den Vorteil, daß es außer einem Paar guter Laufschuhe und Sportkleidung keinerlei größerer Ausrüstung bedarf. Dem Anfänger in diesem Bereich ist allerdings anzuraten, daß er keineswegs versuchen sollte, von einem Tag auf den anderen 30 - 40 Minuten täglich durchzulaufen. Dies muß zwangsläufig zu Überlastungsschäden im Bewegungsapparat, speziell den Achillessehnen, führen. Zu Beginn ist zwischen zwei Trainingseinheiten immer ein trainingsfreier Tag sinnvoll. Er sollte ferner auf keinen Fall versuchen, die Strecke von 30 - 40 Minuten sofort durchzulaufen. Am

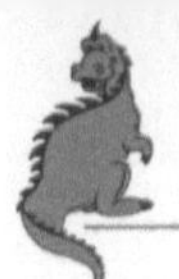

Tab. 6: **Beispiel für eine konkrete Trainingsempfehlung zur Gewichtsreduktion bei einer 176 cm großen und 90 kg schweren Person.**
Dabei werden die für Übergewichtige häufig günstigen Bewegungsformen Gehen, Laufen und Schwimmen zugrunde gelegt. Der Kalorienverbrauch für die Belastungszeit wurde nach den Angaben in der Tabelle 6 geschätzt. Der Vorschlag berücksichtigt die Prinzipien der zunehmenden Intensitätssteigerung mit wachsender Belastbarkeit im Verlauf des Programms sowie die Verringerung der Zahl der Trainingseinheiten. Je nach individuellen Neigungen könnten dem Trainingsplan auch andere Bewegungsformen zugrunde gelegt werden. Das Programm gilt als Ausgangsschema. Es sollte je nach Leistungsfortschritt oder eventuellen Mißerfolgen in monatlichen Abständen neu angepaßt werden.

Ziel der Trainingsempfehlung

– Gewichtsnormalisierung auf 76 kg
– Gewichtsabnahme: 14 kg/7 Monate = 2 kg/Monat
– Gewichtsabnahme durch Sport: 7 kg bzw. 1 kg/Monat
– Erforderlicher Energieverbrauch durch Bewegung:
  6 000 kcal/Monat = 1 400 kcal/Woche

Durchführung der Trainingsempfehlung

Monat	Wöchentlicher Kalorienverbrauch (kcal)	Beispiele für monatliche Trainingspläne	Kalorienverbrauch (kcal)
1	1 100	2mal/Woche 25 min Schwimmen	2 x 250 = 500
		2mal/Woche 1 h Spazierengehen (3 km/h)	2 x 300 = 600
2	1 200	2mal/Woche ½ h Schwimmen	2 x 300 = 600
		2mal/Woche 45 min Gehen/Traben im Wechsel	2 x 300 = 600
3	1 300	2mal/Woche ½ h Schwimmen	2 x 300 = 600
		2mal/Woche 40 min langsames Joggen (ca. 5 km)	2 x 350 = 700

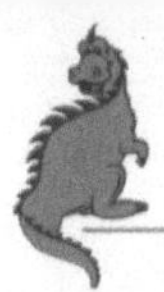

Durchführung der Trainingsempfehlung

Monat	Wöchentlicher Kalorienverbrauch (kcal)	Beispiele für monatliche Trainingspläne	Kalorienverbrauch (kcal)
4	1 400	1mal/Woche 1 h Schwimmen mit Pausen 2mal/Woche 45 min Joggen (ca. 7,5 km)	500 2 x 450 = 900
5	1 500	1mal/Woche 1 h Schwimmen 2mal/Woche 50 min Joggen	500 2 x 500 = 1 000
6	1 600	1mal/Woche 1 h Schwimmen 2mal/Woche 55 min Joggen	500 2 x 550 = 1 100
7	1 700	1mal/Woche 1 h Schwimmen 2mal/Woche 60 min Joggen	500 2 x 600 = 1 200
8 und folgende: Zum Erhalt je 1mal/Woche Schwimmen und Joggen nach Lust und Laune			
nach [16]			

Anfang sind zunächst kleine Strecken gut, beispielsweise 2 - 3 Minuten traben, dazwischen sind Gehpausen einzuhalten. Erst mit der Zeit sollte man die Laufstrecken verlängern (Tab. 7). 30 - 40 Minuten Dauerlauf können frühestens nach einer Trainingsphase von sechs bis acht Wochen durchgeführt werden.

Eine konkrete Empfehlung zur optimalen Laufgeschwindigkeit wird in der Tab. 6 gegeben. Erreicht ein Patient im fahrradergometrischen Test beispielsweise die anzustrebende Trainingsherzfrequenz von 180 minus Lebensalter auf einer Belastungsstufe von z.B. 125 Watt, so kann danach die Laufgeschwindigkeit je nach dem Körpergewicht ermittelt bzw. die Laufstrecke für 30 Minuten errechnet werden. Solche Hilfen haben sich für die Praxis sehr bewährt.

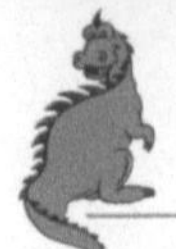

Tab. 7: Allmählicher Aufbau eines Laufprogramms

Trainings-einheit	Laufprogramm	Trainings-einheit	Laufprogramm
(1 – 4	Gehen)		
5	2×2 min	19	2×4,5 min
6	2×2 min	20	2×4,5 min
7	2×3,5 min	21	2×5 min
8	2×3,5 min	22	2×5 min
9	2×3,5 min	23	2×5 min
10	2×4 min	24	2×6 min
11	2×4 min	25	2×6 min
12	2×4 min	26	2×6 min
13	2×4,5 min	27	2×6,5 min
14	2×4,5 min	28	2×6,5 min
15	2×4,5 min	29	2×6,5 min
16	2×5 min	30	2×7 min
17	2×5 min	31	2×7 min
18	2×5 min	32	2×7 min

2. Gehen oder Wandern

Viele Patienten mit Fettstoffwechselstörungen können wegen ihres Übergewichts und/oder damit verbundener Arthrosen oft nicht joggen. Ihnen kann man die Grundform des Laufens empfehlen, das Gehen. Dies kann beispielsweise auch in Form des Wanderns erfolgen. Beim Joggen verbraucht man für die gleiche zurückgelegte Strecke durch die stärkere Mitbewegung der Arme etwa 20 % mehr Energie als beim Gehen oder Wandern. Andererseits benötigt der übergewichtige Patient durch sein Gewicht für die gleiche zurückgelegte Entfernung mehr Energie als der schlanke. Dem übergewichtigen Patienten, der nicht joggen will oder kann, sollte daher gesagt werden, daß es nicht auf die Geschwindigkeit ankommt, sondern auf die zurückgelegte Strecke. Er verbraucht für einen Spaziergang oder eine Wanderung über 5 km in 1 ½ Stunden genau soviel Energie, nämlich ca. 300 - 400 Kilokalorien wie der flotte, schlanke Jogger, der diese Strecke in 30 Minuten durcheilt. Wenn sich mit der Zeit die Leistungsfähigkeit des Übergewichtigen verbessert und er sein Körpergewicht vermindert, kann er dann langsam auch auf das Joggen übergehen.

Mit dem Gehen oder Wandern ist gleichzeitig der Vorteil eines hohen Naturerlebnisses verbunden. Dies gilt besonders für das **Bergwandern.** Wäh-

Tab. 8: Kalorienverbrauch pro 10 min Sport – Durchschnittswerte

Kegeln	35	Golf		40–55
Wasserski	70	Radfahren (10 km/h)		28
Tennis	80	(20 km/h)		78
Badminton	80	Schwimmen:		
Tischtennis	53	Brust (50 m/min)		113
Bergsteigen	80	Rücken (25 m/min)		70
Fechten	100	Kraul (50 m/min)		140
Handball	140	Delphin (50 m/min)		143
Basketball	140	Eishockey		200–270
Trampolin	140	Fußball		230–280
Ringen, Judo	140	Volleyball		73
Rudern (50 m/min),		Skilanglauf:		
je nach Boot	20–30	Langlauf 6 km/h		112
Kanu (125 m/min)	83	10 km/h		151
Paddeln (125 m/min)	68	14 km/h		231
Tanzen:		Abfahrt-Schuß		87
Foxtrott	60	Slalom		229
Wiener Walzer	70	Schlittschuhlauf 12 km/h		47
Rumba	70	15 km/h		62
Laufen 9 km/h	100	21 km/h		104
12 km/h	114	Eiskunstlauf		
15 km/h	131	je nach Form		50–250
Gehen 4 km/h	31			
6 km/h	53			

rend beim Gehen/Wandern im allgemeinen keine trainingswirksamen Herzfrequenzen erreicht werden, der Patient mit Fettstoffwechselstörungen also zwar positive Stoffwechselanpassungen, aber keine Kreislaufanpassungen erreicht, ist letzteres beim Bergwandern durchaus der Fall. Gerade bei übergewichtigen Patienten darf der Hinweis nicht fehlen, daß das Bergabwandern die Gelenke sehr stark belastet. Wenn möglich, ist daher der Hinweis auf ein „antizyklisches Verhalten" wichtig, also bergauf gehen bzw. wandern und, wenn vorhanden, Abfahrt mit der Gondel oder dem Lift.

3. Golf

Wenngleich es dem eingefleischten Anhänger dieser im starken sozialen Aufwind befindlichen Sportart als Sakrileg erscheint, sie mit Wandern und Spaziergang in einem Atemzug zu nennen, ist das Golfspiel von der Kreislaufbelastung her nicht wesentlich anders einzuordnen. Aus der Sicht der

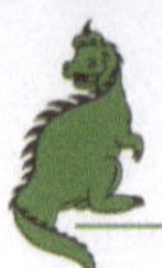

Fettstoffwechselstörungen kann dem Golfspieler dagegen gesagt werden, daß auch er durch den Kalorienverbrauch positive Stoffwechselanpassungen erfährt.

4. Skilanglauf

Aus der Sicht von Stoffwechsel- und Kreislaufanpassung ist besonders der Skilanglauf günstig. Eine Sportart beansprucht Kreislauf und Stoffwechsel um so mehr, je größer die eingesetzte Muskelmasse ist. Während beim Laufen die Vorwärtsbewegung überwiegend nur mit den Beinen erfolgt, werden beim Skilanglauf auch die Arme im Sinne eines „Vierfüßlerganges" eingesetzt, da der Vortrieb auch mit den Stöcken erfolgt. Zu Recht hat sich diese mit hohem Naturerlebnis verbundene Sportart daher in den letzten Jahren durchgesetzt. Sie ist besonders auch bei Fettstoffwechselstörungen zu empfehlen. Auch der übergewichtige Patient kann dies in Form des „Skiwanderns" durchführen. Angesichts der potentiellen Gefährdung des Patienten mit Hypercholesterinämie und der hier häufig bereits vorhandenen Gefäßschäden ist allerdings vor Überlastungen zu warnen, die immer wieder zu Zwischenfällen in der Loipe führen. Das sportliche Laufen, etwa im modernen „Skating"-Schritt, sollte man daher den jugendlichen und gefäßgesunden Läufern überlassen!

5. Alpiner Skilauf

Alpines Skilaufen stellt vor allem eine Kraft- und koordinative Belastung dar. Trainingseffekte im Herz-Kreislauf-System und im Stoffwechselbereich sind nicht zu erwarten. Durch Höhe und Kälte können bei Patienten mit fettstoffwechselbedingten Gefäßschäden Zwischenfälle ausgelöst werden. Hinzu kommt die große Verletzungsgefahr. Alpines Skilaufen wird deshalb nicht aus gesundheitlichen Gründen durchgeführt, sondern aus anderen Motivationen heraus, wie Naturerlebnis und der Faszination dieser Bewegungsform. Auch der Patient mit Fettstoffwechselstörungen kann alpin Skilaufen. Er wird durch die hiermit verbundene Bewegung positive Effekte auf seine Blutfette erreichen, jedoch keinen Trainingseffekt des Herz-Kreislauf-Systems. Bei jedem Patienten mit stärkeren Fettstoffwechselstörungen sollte wegen der Möglichkeit einer bereits vorhandenen koronaren Herzkrankheit in regelmäßigen Abständen ein Belastungs-EKG durchgeführt werden. Zusätzlich sollte man dem Patienten anraten, den Alpinskilauf mit einem abendlichen Skilanglauf zu verbinden. Hierdurch verbessert er nicht nur seine metabolische Situation, sondern auch seinen Ausdauerleistungszustand für die alpine Piste!

46

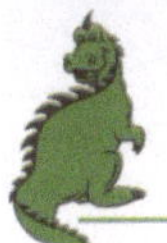

6. Radfahren

Für den Patienten mit Übergewicht und/oder Arthrosen, der nicht joggen kann, stehen Sportarten zur Verfügung, bei denen das Körpergewicht vom Sportgerät getragen wird. Dies ist ganz speziell das Radfahren. Radfahren ist nicht nur eine günstige Sportart, sondern auch eine ökonomische Fortbewegungsform, die ins Alltagsleben integriert werden kann. Radfahren statt Autofahren ist daher ein wichtiger Hinweis gerade bei Fettstoffwechselstörungen. Zu berücksichtigen ist dabei allerdings, daß die eingesetzte Muskelmasse beim Radfahren relativ gering ist. Viele Patienten erreichen daher nicht die erforderliche Trainingspulszahl, die für einen Kreislauftrainingseffekt erforderlich wäre. Stoffwechselwirkungen haben sie aber allemal!

7. Heimfahrrad

In diesem Zusammenhang wird häufig auch die Frage nach dem Heimfahrrad gestellt. Heimtrainingsgeräte haben den Vorteil, daß sie auch bei schlechtem Wetter benutzt werden können und auch von solchen übergewichtigen Patienten, die ihre Masse ungern der Öffentlichkeit zur Schau stellen. Auf der anderen Seite fristen diese Geräte nach anfänglicher Begeisterung oft ein Aschenbrödel-Dasein in einem Kellerwinkel. Zum Heimfahrrad kann also nur dann geraten werden, wenn anzunehmen ist, daß es auch konsequente Benutzung findet. Hinsichtlich der allgemeinen Trainingsempfehlungen darf auf die obigen Ausführungen verwiesen werden. Die notwendige Belastungsintensität kann für das Heimfahrrad besonders gut durch einen Ergometertest festgelegt werden.

8. Rudern

Ähnlich wie das Radfahren ist das Rudern zu bewerten. Hier wird das Körpergewicht vom Boot getragen. Wie beim Skilanglauf wird eine sehr hohe Muskelmasse eingesetzt. Rudern ist daher bei Fettstoffwechselstörungen besonders günstig. Ungünstiger kann es dann werden, wenn im Rahmen eines metabolischen Syndroms ein Hochdruck hinzukommt, da durch den hohen Krafteinsatz beim Durchziehen der Ruderblätter sehr hohe Blutdruckspitzen entstehen. Dies gilt jedoch dann nicht, wenn beispielsweise im Rahmen eines gemütlichen **Wanderruderns** der Krafteinsatz eher gering ist. Der Nachteil des Ruderns liegt vorwiegend im organisatorischen Bereich. Immerhin benötigt man hierzu ein Boot, eine Rudermannschaft und ein Gewässer. Sportliches Rudern wird daher dem jugendlichen Patienten mit Fettstoffwechselstörungen vorbehalten bleiben. Die Vorteile können jedoch im Rahmen eines Heimtrainings genutzt werden, wenn dies mit Hilfe eines **Ruderergometers geschieht.**

9. Schwimmen

Eine der günstigsten Sportarten für Patienten mit Fettstoffwechselstörungen ist aus allgemeinmedizinischer Sicht das Schwimmen. Dies gilt besonders dann, wenn gleichzeitig ein Übergewicht vorliegt. Durch den Auftrieb des Wassers wird das Körpergewicht getragen, der Übergewichtige hat durch die wärmeisolierende Wirkung seiner Fettschicht sogar einen Vorteil. Nach dem Eisbergeffekt bleiben 90 % der Körpermasse unterhalb der Wasserlinie verborgen, für den oft sensiblen Übergewichtigen ein nicht unangenehmer Nebeneffekt. Schwimmen ist deshalb so günstig, weil hier einerseits Trainingseffekte im Bereich des Herz-Kreislauf- und Stoffwechselbereichs erzielt werden, andererseits ist Schwimmen in geeigneter Form auch bei den im Rahmen des metabolischen Syndroms nicht seltenen Schädigungen des Bewegungsapparates, wie Bandscheibenschäden und Arthrosen, empfehlenswert.

Bei der Belastungsintensität ist zu berücksichtigen, daß beim Schwimmen die Pulsschlagzahl durch den sog. Tauchreflex vermindert wird. Die anzustrebende Belastungspulsfrequenz beim Schwimmen sollte also nicht mit 180 minus Lebensalter, sondern eher mit 160 minus Lebensalter angegeben werden.

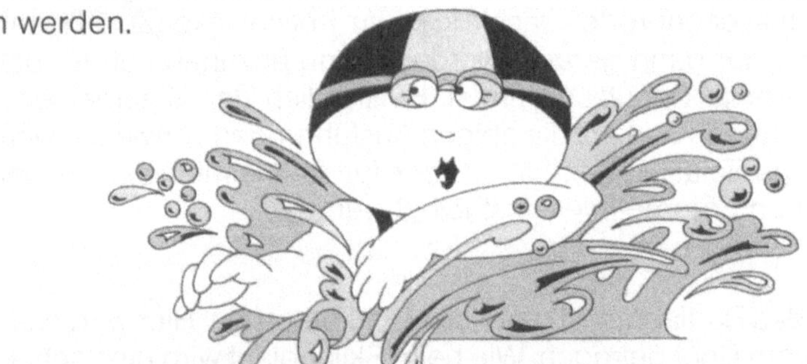

Die Wassertemperatur des normalen Schwimmbades liegt bei etwa 25° C. Für Patienten mit alleinigen Fettstoffwechselstörungen ist dies durchaus geeignet. Der Übergewichtige hat durch seine Wärmeisolierung hier einen zusätzlichen Schutz. Der normalgewichtige und sonst gesunde Risikofaktorträger kann sich hinreichend schnell durchs Wasser bewegen, um genügend Eigenwärme zu produzieren. Anders sieht dies aus, wenn bereits Herz-Kreislauf-Schäden vorhanden sind, beispielsweise ein Zustand nach Herzinfarkt bei Hypercholesterinämie. Hier empfehlen sich aufgrund der geringeren Belastungsintensität eher höhere Wassertemperaturen, im Bereich von 27 - 30° C. Bei allzu hohen Temperaturen über 30° C im Sinne eines Thermalbades entsteht durch Bewegung und die erforderliche Wärmeregulation jedoch eine doppelte Kreislaufbelastung und damit

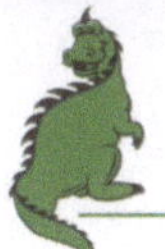

eine gewisse Gefährdung. Hier kann man nur zum „Baden" raten und nicht mehr zum Schwimmen. Hinsichtlich des geeigneten Schwimmstils ist in Deutschland bei älteren Menschen oft nur das Brustschwimmen bekannt. Dies hat den Nachteil, daß die Wirbelsäule in einer Überstreckung gehalten werden muß mit der Gefahr der Induktion von Spannungskopfschmerzen und Durchblutungsstörungen im Karotisbereich. Am günstigsten ist daher das Kraulschwimmen. Das Erlernen dieser Technik ist allerdings nicht immer einfach, ganz besonders für den älteren Menschen. Als Alternative kommt für ihn das Rückenschwimmen in Frage, allerdings wiederum verbunden mit einer gewissen Verletzungsgefahr durch den im Wasser fehlenden „Rückspiegel".

10. Sauna

Im Zusammenhang mit dem Schwimmen sei die **Sauna** erwähnt, da auch sie mit Eintauchen ins Wasser verbunden ist. Um Mißverständnissen vorzubeugen, muß allerdings festgestellt werden, daß es sich hierbei nicht um eine Sportart handelt. Sport ist nur aktives, nicht passives Schwitzen. Der Energieverbrauch in der Sauna ist nur gering! Er kann für einen 10minütigen Saunagang mit etwa 50 kcal angesetzt werden. Sauna macht zwar auch dem Patienten mit Hypercholesterinämie Spaß, speziell für seine Fettstoffwechselstörung hat sie allerdings keinen Vorteil. Bestehen bereits Kreislaufschäden, insbesondere eine koronare Herzkrankheit oder eine gleichzeitige Hypertonie, so ist beim Sprung ins kalte Wasser Vorsicht angezeigt.

11. Kraftsportarten

Als gesundheitlich eher ungünstig werden heute im allgemeinen Kraftsportarten oder Sportarten angesehen, bei denen der Entwicklung der Muskelkraft eine größere Rolle zukommt. Andererseits sind solche Sportarten in unterschiedlicher Form „stark im Kommen". Dies gilt weniger für die klassischen Kraftsportarten wie Gewichtheben oder leichtathletische Übungen wie Kugelstoßen, Hammer- und Diskuswurf, sondern für **Bodybuilding** und/ oder **Fitness-Training.** Häufig wird der Begriff des Fitness-Trainings meist auf die Fitness-Studios eingeengt, also auf die Verwendung spezieller Geräte. Der Übergang zum Bodybuilding ist fließend. Die Frage stellt sich, wie diese Belastungsform aus der Sicht der Fettstoffwechselstörungen zu werten ist.

Wie aus der Diskussion des metabolischen Syndroms (s. S. 28) hervorgeht, ist bei Fettstoffwechselstörungen Belastung in jeder Form günstig. Durch Kraftbelastungen kommt es zu einer Umwandlung von Fettgewebe in

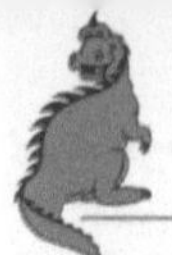

aktive Muskelmasse. Dies kann bei Fettstoffwechselstörungen günstig sein. Als negativ wird den Kraftbelastungen der hohe Blutdruckanstieg angerechnet. Für den Patienten, bei dem nur gestörte Serumfettwerte vorliegen, ist dies kein Problem, sondern nur dann, wenn gleichzeitig eine Hypertonie vorhanden ist oder schon Gefäßschäden vorliegen. Bei reinen Fettstoffwechselstörungen ist also der Gang zum Fitness-Studio durchaus empfehlenswert, wenn der Patient dies möchte. Fitness-Studios haben den Nachteil, daß sie, im Vergleich zum Sportverein, relativ teuer sind, andererseits den Vorteil, daß der Patient individuell Sport betreiben kann, ohne sich einem Vereinszwang zu unterwerfen. Er (sehr oft aber auch sie) kann sich die Zeiten aussuchen und die Belastung sehr individuell dosieren.

Wenn sich ein Patient in einem Fitness-Studio belasten will, so sollte man ihn darauf aufmerksam machen, daß aus der Sicht der Fettstoffwechselstörungen die Ausdauerbelastungen besonders günstig sind. Es empfiehlt sich daher, das Fitness-Training mit einer Ausdauerkomponente durchzuführen. Besonders die Benutzung von Laufbändern und Fahrradergometern ist günstig. Bei der Kraftbelastung ist 60 % der maximalen willkürlichen Kraft und große Wiederholungszahl eine ideale Kombination. Dies sind Übungen, die mindestens 8 - 10mal hintereinander ohne größere Anstrengung ausgeführt werden können. Dieser Bereich wird trainingsphysiologisch auch im Bodybuilding eingesetzt, wenn es vor allem um die Entwicklung der Muskelmasse geht. Der Kraftathlet trainiert dagegen eher mit maximalem Krafteinsatz.

Ein Hinweis ist für den jugendlichen Patienten mit Fettstoffwechselstörungen ganz besonders wichtig: In vielen, schlechten Fitness-Studios (keineswegs in allen!) ist der Mißbrauch von Anabolika zur Muskelentwicklung weit verbreitet. Anabolika haben einen ausgeprägt negativen Effekt auf den Fettstoffwechsel (s. S. 36) und sind bei Fettstoffwechselstörungen in besonderem Maße kontraindiziert.

Im Zusammenhang mit Fitness-Training sei nochmals darauf verwiesen, daß dies keineswegs nur der Verbesserung der Kraft, sondern ganz allgemein der körperlichen Leistungsfähigkeit dient. Durch Fitness-Training wird auch eine Verbesserung der Beweglichkeit und des Koordinationsvermögens angestrebt.

12. Gymnastik

Bei dieser Gelegenheit sei auf eine ältere, jedoch keineswegs vergessene Belastungsform hingewiesen, nämlich auf Gymnastik. Gymnastik ist letztlich die Grundlage jeder Sportart. Zum Aufwärmen oder zum abschließenden Abkühlen sollte in jedem Sport Gymnastik durchgeführt werden. Dies

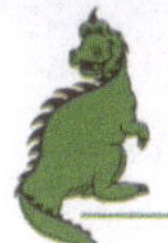

gilt auch für den Patienten mit Fettstoffwechselstörungen. In reiner Form wird Gymnastik vor allem von Frauen angenommen, neuerdings oft verbunden mit Musik, wie beispielsweise als **Aerobic** oder **Jazzdance** etc. Bei solchen Belastungsformen werden Stoffwechsel- und Kreislaufeffekte erreicht. Durch das Stimulans der Musik liegen die Belastungsintensitäten eher zu hoch als zu niedrig. Um Überforderungen zu vermeiden und einen optimalen Trainingseffekt auf das Herz-Kreislauf-System zu gewährleisten, ist daher eine gelegentliche Kontrolle der Pulsschlagzahl erforderlich.

13. Spielsportarten/Mannschaftssport

Abschließend seien die besonders attraktiven **Spielsportarten** besprochen. Das Spiel, der Wettkampf, der Sieg, die Niederlage stimulieren auch den Patienten mit Fettstoffwechselstörungen, vor allem den männlichen Patienten in besonderer Art und Weise. Andererseits ist durch die Übermotivation im Spiel die Gefahr gegeben, daß es bei bereits vorhandenen Herz-Kreislauf-Schädigungen, eventuell bei einer koronaren Herzkrankheit auf dem Boden einer Fettstoffwechselstörung, zu kardialen Zwischenfällen kommen kann. Ein weiteres Problem des Spiels besteht in der Häufigkeit von Verletzungen, insbesondere in **Mannschaftssportarten** wie **Handball, Fußball, Basketball** etc. Das Spiel ist also einerseits motivierend, andererseits mit einem gewissen Risiko verbunden. Dies erfordert, daß der Patient mit Fettstoffwechselstörungen gerade für Spielsportarten besonders sorgfältig untersucht und beraten werden muß. Es sollte in regelmäßigen Abständen ein Belastungs-EKG durchgeführt werden. Die Häufigkeit der Kontrolle hängt von zusätzlichen Risikofaktoren wie Alter, Bluthochdruck, Diabetes, Nikotinmißbrauch etc. ab. Wenn gleichzeitig im Rahmen eines metabolischen Syndroms eine Hypertonie vorliegt, ist auch auf die erheblichen Blutdruckanstiege durch die psychische Belastung beim Spiel hinzuweisen. Wenn bereits eine koronare Herzkrankheit vorliegt, besteht aus gleichem Grunde die Gefahr des Auslösens gefährlicher Rhythmusstörungen. In diesem Fall ist das Spiel zwar nicht grundsätzlich verboten, aber eventuell in seiner Durchführung zu modifizieren.

13.1 Mannschaftsspiele

Die großen **Mannschaftsspiele** wie **Handball, Fußball, Basketball** bleiben aufgrund der obigen Ausführungen - hohe Belastungsintensität, hohe Motivation, Wettkampfcharakter, Verletzungsgefahr - im allgemeinen dem jugendlichen Patienten mit und ohne Fettstoffwechselstörungen vorbehalten, bei dem noch keine wesentlichen Gefäßveränderungen zu erwarten sind. Für den Jugendlichen mit mäßig erhöhten Cholesterinwerten unter

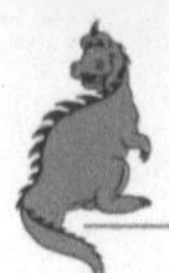

300 mg% ist beispielsweise Fußball viel besser als gar kein Sport. Gleichzeitig sind zusätzlich regelmäßige Ausdauerbelastungen ratsam. Hierdurch wird er einerseits seinen Fettstoffwechsel positiv beeinflussen, andererseits seine Ausdauer für den Fußballsport verbessern. Weniger stark kreislaufbelastend und - bei geeigneter Durchführung - weniger verletzungsgefährdend sind sog. **Mannschaftsrückschlagspiele,** bei denen die „gegnerischen Mannschaften" durch eine Barriere, ein Netz oder eine Bank, voneinander getrennt sind. Dies sind **Volleyball, Prellball, Faustball, „Fußballtennis"** (dabei wird der Ball mit dem Fuß nach Volleyballregeln über ein Netz gehoben), **Indiaka** (ein federballartiges Spiel, bei dem der Ball mit der Hand geschlagen wird) u. a. Von diesen Sportarten haben sich in den Sportgruppen der Herz-Kreislauf-Patienten besonders das Volleyball- und das Prellballspiel durchgesetzt. Die Verletzungsrate ist aber gerade beim Volleyballspiel sehr hoch. Dies sind vorwiegend Verletzungen, die am Netz durch den Zusammenprall von zwei Spielern entstehen. In unseren Herzgruppen ist daher das Schmettern und im Gegenzug auch das Abblocken am Netz untersagt. Die drei möglichen Ballkontakte beim Volleyball auf einer Seite müssen ausgenutzt werden. Hierdurch soll vom Gegeneinander- zum Miteinanderspielen übergegangen werden. Dieses Beispiel zeigt, daß es mehr auf die Art der Sportausführung ankommt, als auf die jeweilige Sportart.

13.2 Einzelrückschlagspiele

Besonders beliebt sind Einzelrückschlagspiele. Durch die internationalen Erfolge der deutschen Tennisspieler ist **Tennis** heute „in". In zunehmendem Maße ist auch **Badminton** „im Kommen". Weniger durchgesetzt hat sich nach Anfangserfolgen das **Squash.** Zu erwähnen ist insbesondere auch **Tischtennis.** Einzelrückschlagspiele sind teilweise sehr hoch belastend, wobei folgende Reihenfolge (von unten nach oben) gebildet werden kann: Tischtennis, Tennis, Badminton, Squash. Gerade beim Tennis sind im Augenblick sehr häufig Herz-Kreislauf-Zwischenfälle zu beobachten, da viele ältere Menschen, oft mit nicht erkannten Herz- Kreislauf-Erkrankungen, nicht selten auf dem Boden einer Fettstoffwechselstörung, dieser attraktiven Sportart nachgehen. Hinzu kommt die Möglichkeit von Schädigungen des Bewegungsapparates, Überlastungsschädigungen im Tennis (Tennisarm) sowie Verletzungen, speziell im Squash.

Dies heißt nicht, daß von solchen attraktiven Sportarten abgeraten werden sollte. Hier darf auf die obigen allgemeinen Ausführungen verwiesen werden. Gerade für Patienten mit Fettstoffwechselstörungen ist wichtig, daß es mehr auf den Kalorienumsatz als auf den Trainingseffekt im Herz-Kreislauf-

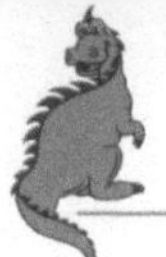

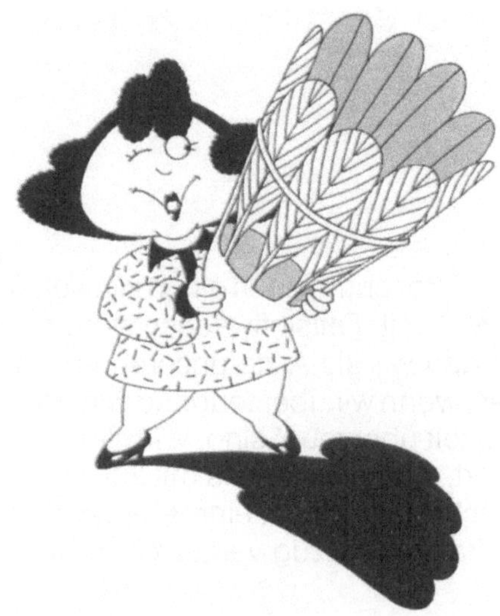

Bereich ankommt (Abb. 9). Der Tennisspieler hat durch die sehr kurzen Belastungsphasen zwar keinen Trainingseffekt für sein Herz-Kreislauf-System, er verbrennt jedoch, wenn er lange genug spielt, zwangsläufig auch Fette und bewirkt damit einen positiven Effekt auf eventuell vorhandene Fettstoffwechselstörungen. Beim jugendlichen Patienten mit Fettstoffwechselstörungen sind daher Rückschlag-Spielsportarten uneingeschränkt zu empfehlen. Auch hier ist der Ratschlag zu geben, zusätzlich eine Ausdauersportart zu trainieren, nicht nur um positive Stoffwechseleffekte zu erreichen, sondern um auch die Ausdauer für den 5. Satz zu verbessern.

Bestehen bereits Herz-Kreislauf-Schäden oder liegt eine schwere Hypercholesterinämie vor, ist Vorsicht angezeigt. Auch hier kommt es entscheidend auf das „Wie", nicht auf das „Was" an. Bedenken bestehen z.B. gegenüber Tischtennis als Leistungssport, nicht jedoch in Form des Ping-Pongs. Badminton kann als Federball durchgeführt werden. Auch dem eingefleischten Tennisspieler muß Tennis nicht unbedingt verboten werden. Empfehlenswert ist beispielsweise das Doppel mit der eigenen Ehefrau, um nur einige Beispiele zu nennen.

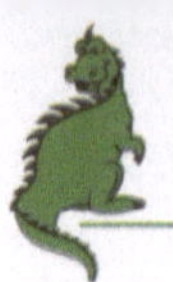

Ein Wort noch zum Schluß

Zum Abschluß der Broschüre noch einen Hinweis für Sie als behandelnder Arzt von Patienten mit Fettstoffwechselstörungen. Lebensstiländernde Maßnahmen werden wir als Ärzte unseren Patienten nur dann glaubhaft vermitteln können, wenn wir überzeugend wirken, d. h., wenn wir selbst von deren Notwendigkeit überzeugt sind. Wie steht es mit Ihnen? Wie hoch ist Ihr Cholesterinwert, und wie steht es mit Ihrem Gewichts-Längen-Verhältnis? Sollten Sie nicht auch wieder einmal etwas für sich tun und den weißen Mantel mit dem Trainingsanzug vertauschen? Viel Spaß dabei und mehr Gesundheit!

Prof. Dr. Richard Rost

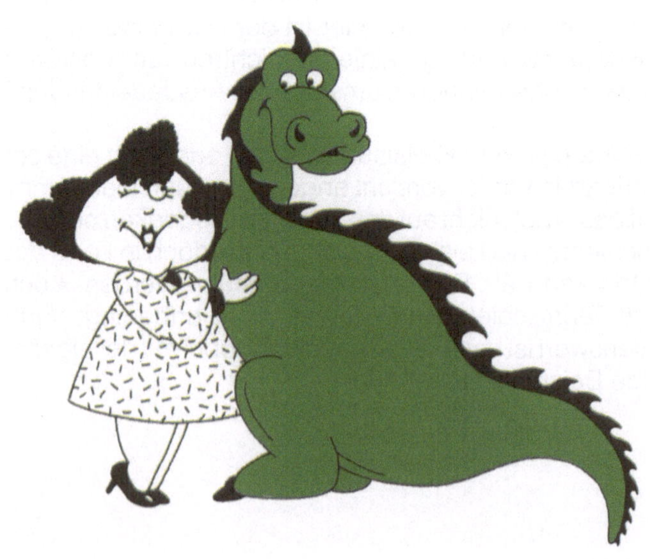

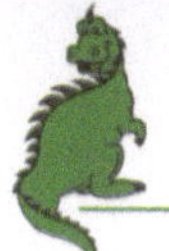

Literatur

1 Berg A, Baumstark M, Halle M, Frey J, Keul J. Körperliche Aktivität und medikamentöse Behandlung von Fettstoffwechselstörungen. Therapiewoche 1990; 40: 2315.

2 Berg A, Halle M, Baumstark M, Frey J, Keul J. Einfluß und Wirkweise der körperlichen Aktivität auf den Lipid- und Lipoproteinstoffwechsel. Dtsch Z Sportmed 1991; 42: 224.

3 Drygas W, Röcker L, Boldt F, Heyduck B, Altenkirch H. Hämostase und Fibrinolysesystem bei Gesunden und Herzinfarktpatienten. Dtsch Med Wochenschr 1987; 112; 995.

4 Dufaux B. Dtsch Z Sportmed 1979.

5 Dufaux B, Assmann G, Hollmann W. Plasma lipoproteins and physical activity, a review. Int J Sports Med 1982; 3: 123.

6 European Atherosclerosis Society. Recognition and management of hyperlipidemia in adults. Eur Heart J 1988; 9: 571.

7 Haskell W. The influence of exercise training on plasma lipids and lipoproteins in health and disease. Acta Med Scand 1985; Suppl 711: 25-37.

8 Kahrs J, Weinstein C, Douvers J, Abscander J, Weinstein S. Effect of exercise training on serum lipids and lipoproteins in coronary artery disease patients treated with thiazids. Clin Cardiol 1985; 8: 636.

9 Kindermann W, Rost R. Hypertonie und Sport. Hoechst: Frankfurt 1991.

10 Maron B, Epstein S, Roberts W. Kardiale Risiken im Leistungssport. In: Rost R, Webering F (Hsg). Kardiologie im Sport. Dtsch Ärzteverlag: Köln 1987: 149.

11 Marti B, Suter E, Riesen W, Tschop A, Wanner H, Gutzweiler F. Effects of long-term self-monitored exercise in the serum lipoprotein and apolipoprotein profile in middle- aged men. Atherosclerosis 1990; 81: 19-31.

12 Marti B, Knobloch M, Riesen W, Howald H. Fifteen-year changes in exercise, aerobic power, abdominal fat and serum lipids in runners and controls. Med Sci Sports Exerc 1991; 23: 115.

13 Müller R. Über den Einfluß anaboler Steroide auf den Lipid- und Lipoproteinstoffwechsel bei Kraftsportlern unter Berücksichtigung praeventivmedizinischer Aspekte. Inaug Diss Köln 1990.

14 Paffenbarger R, Wing A, Hyde R. Physical activity as an index of heart attack risk in college alumni. Am J Epidemiol 1978; 108: 161.

15 Reaven G. Role of insulin resistance in human disease. Diabetes 1988; 37: 1595.

16 Rost R. Sport und Bewegungstherapie bei inneren Krankheiten. Dtsch Ärzteverlag 1991.

17 Sopko G, Leon A, Jacobs D, Foster N, Kuba K, Anderson J, Casal D, Mc Nally C, Frank J. The effects of exercise an weight loss on plasma lipids in middle aged men consequent to an exercise program. Metabolism 1986; 35: 1037.

18 Suter E, Marti B, Tschopp A, Wanner H, Wenk C, Gutzweiler F. Effects of self-monitored jogging on physical fitness, blood pressure and serum lipids: a controlled study in sedentary middle-aged men. Int J Sports Med 1990; 11: 425.

19 Thompson P, Cullinale E, Sady S, Flynn M, Bernier D, Kantor M, Saritelli A, Herbert P. Modest change in high-density lipoprotein concentrations and metabolism with prolonged exercise training. Circulation 1988; 78: 25.

20 Tran Z, Weltmann A. Differential effects of exercise on serum lipid and lipoprotein levels seen with changes in body weight: a metaanalysis. Jama 1985; 254: 919.

21 Weber K. Der Tennissport aus internistisch-sportmedizinischer Sicht. Schriftenreihe DSHS Köln. Richarz: St. Augustin 1987.

22 Wood P, Stefanick M, Dreon D, Frey Hewitt B, Garay S, Williams P, Superko H, Firtmann S, Albers J, Ellsworth W, Terry R, Haskell W. Changes in plasma lipids and lipoproteins in overweight men during weight loss through dietary as compared with exercise. N Engl J Med 1988; 319: 1173.

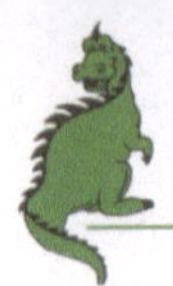

Stichwortverzeichnis

A
Adipositas 29
aerobe Energie-
freisetzung 17
aerobe/anaerobe
Schwelle 18
Aerobic 51
Aktivurlaub 17
alaktazide Energie-
freisetzung 17
Alkohol 25
alpiner Skilauf 46
ambulante
Herzgruppe 38
Anabolika 37, 50
anaerobe Energie-
freisetzung 17
anaerobe
Glykolyse 14
anaerobe laktazide
Energiefreisetzung 16
androide
Adipositas 29
Apolipoprotein A 11
Apolipoproteine 10
Appetit 29
Atherogenese 30
ATP 18
Ausdauer-
sportarten 38

B
Badminton 52
Basketball 51
Belastungs-
EKG 35, 51
Bergwandern 44
Beta-Blocker 36
Beta-Oxidation 16
Blutgerinnung 13
Bodybuilder 37
Bodybuilding 49

D
Diskus 17
Diskuswurf 49
Diuretika 37
Doping 37
Dreisprung 17
dynamische
Belastungen 18

E
energiereiche
Phosphate 17
Ernährung 8

F
Faustball 52
Federball 53
Fettverbrennung 14
Fibrinolyse 34
Fibrinopoese 34
Fitness-Training 49
freie Fettsäuren 24
Fußball 51
Fußballtennis 52

G
Gehen 44
Gewebelipase 24
Gewichtheben 49
Gewichtsabnahme 24
Glukose 18
Glukoseintoleranz 28
Glykogendepots 17
Golf 45
Gymnastik 50

H
Hammerwurf 17, 49
Handball 51
HDL-Cholesterin 10, 23
Heimfahrrad 47
Herzinsuffizienz 30
Hochsprung 17
Höhe 46
Hyperinsulinämie 28
Hypertonie 28, 51
Hypoglykämien 17

I
Indiaka 52
Insulin 28
Insulinresistenz 28
Insulinrezeptoren 28

J
Jazzdance 51
Joggen 41

K
Kälte 46
Kohlenhydrate 14
koronare
Herzkrankheit 34
Kraftbelastung 18
Kraftsportarten 38, 49
Kreatinphosphat 17
Kugelstoßen 17, 49

L
Laktat 18
Laktatkurve 18
laktazide Energie-
bereitstellung 18
LDL-Cholesterin 9
Lecithin-Cholesterin-
Acyl-Transferase
(LCAT) 11, 24
Lipoprotein (a) 13, 34
Lipoproteine 10
Lipoproteinlipase
(LPL) 11, 24
Luxuslipolyse 28

M
Mannschafts-
rückschlagspiele 52
Mannschafts-
sportarten 51
metabolisches
Syndrom 28
Mittelmeerländer 8
Muskelfaser-
zusammensetzung 30
Myokard-
hypertrophie 30

O
Oligosaccharide 17
Olivenöl 8

P
Ping-Pong 53
Plasmin 34
Plasminogen 13
plötzlicher Tod unter
körperlicher
Belastung 33
Prellball 52
Prostaglandine 35
Pyruvat 14

R
Radfahren 47
Reavensches
Syndrom 28
Rudern 47

S
Sauna 49
Schwimmen 48
Skilanglauf 46
Skiwandern 46
Speerwurf 17
Spielsportarten 51
Sporternährung 38
Sportvorsorge-
untersuchung 35
Sprint 18
Squash 52
Streß 6

T
Tauchreflex 48
Tennis 18, 20, 52
Tennisarm 52
Thermalbad 48
Thromboxan 35
Thrombozyten-
aggregations-
fähigkeit 34
Tischtennis 52
Todesfälle 13
toter Punkt 17
Trainingsherz-
frequenz 41
Triglyzeride 24
Typ 2-Diabetes 28

U
Übergewicht 14, 23,
39, 40, 42, 44, 47, 48
Übersterblichkeit 33

V
Volleyball 18, 52

W
Wandern 44
Weitsprung 17

Inhaltsverzeichnis

Einleitung 3
Warum Therapie der Fettstoffwechselstörungen? 6
Zusammensetzung der Lipoproteine 10
Die Grundsätze der Energiefreisetzung unter körperlicher Belastung . 14
Einfluß von Training auf die Lipoproteine 22
Fettstoffwechselstörungen als Teil des metabolischen Syndroms 28
Das Risiko von Patienten mit Fettstoffwechselstörungen
beim Sport und Maßnahmen zu seiner Verminderung 33
Medikamente, Sport und Fettstoffwechselstörungen 36
Training, Fettstoffwechselstörungen und Ernährung 38
Praktische Empfehlungen zur körperlichen Aktivität
für den Patienten mit Fettstoffwechselstörungen 39
Empfehlenswerte und weniger geeignete Sportarten
bei Fettstoffwechselstörungen 40
   Vorbemerkung 40
Die Sportarten im einzelnen 41
   1. Joggen 41
   2. Gehen oder Wandern 44
   3. Golf 45
   4. Skilanglauf 46
   5. Alpiner Skilauf 46
   6. Radfahren 47
   7. Heimfahrrad 47
   8. Rudern 47
   9. Schwimmen 48
 10. Sauna 49
 11. Kraftsportarten 49
 12. Gymnastik 50
 13. Spielsportarten 51
 13.1 Mannschaftsspiele 51
 13.2 Einzelrückschlagspiele 52
Literaturverzeichnis 55
Stichwortverzeichnis 56